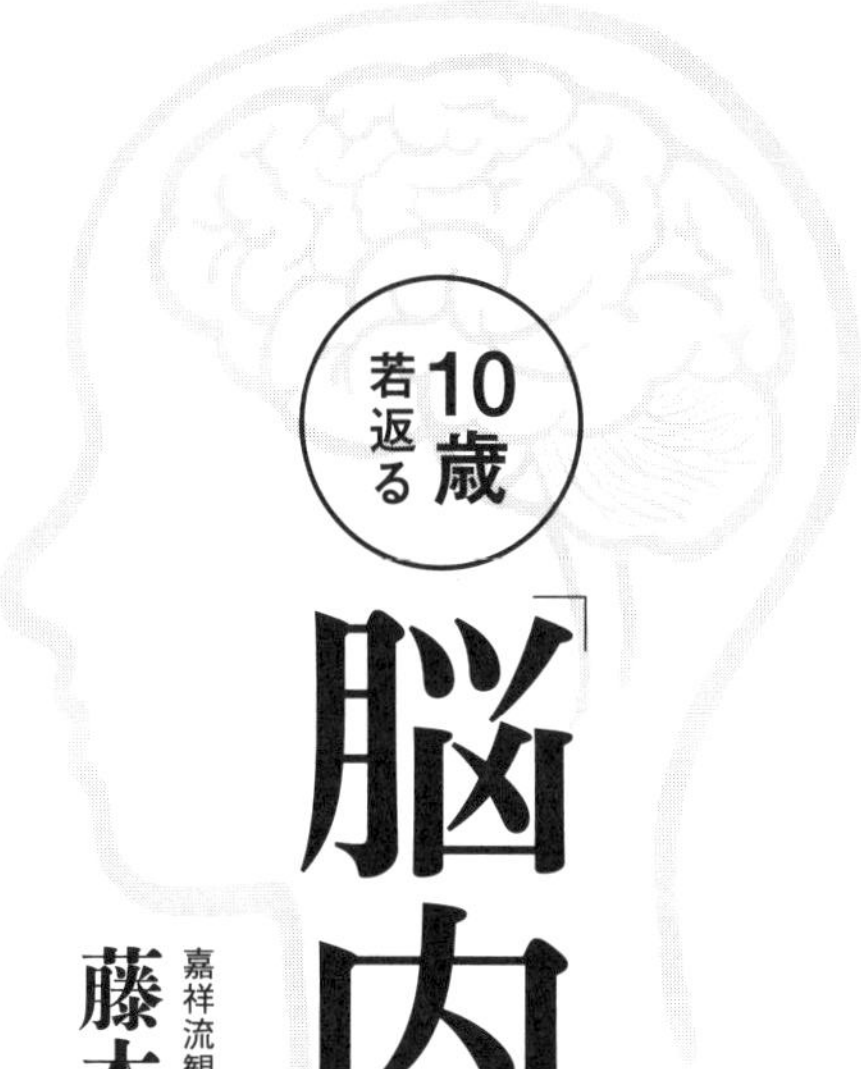

10歳若返る

「脳内習慣」

嘉祥流観相学会導主
藤木相元

嘉祥流観相学会大導師
岡井浄幸

ロング新書

まえがき

私が、藤木相元先生という運のカリスマ、観相学の大家に出会ったあの日から約20年の月日が流れました。初めてお会いした先生は、84歳という、どこからどのように拝見致しましても、マイナス10歳以上は若々しく見えるお顔の「ハリ」と「ツヤ」や背筋のピンとした容姿にビックリさせられました。

その時、忘れもしない先生がおっしゃったことは「私の身体は病気の総合商社というくらいボロボロになっているのですが、頭だけはしっかりしていて〝気力〟というもので生きているので、よろしくお願いします」と言われた印象深い言葉が脳裏に刻まれております。

そんな中で、嘉祥流観相学のサイエンスとしての「脳相学」もさることながら、先生の講義におけるうんちくやユーモアは、他に例を見ることはできず、その魅力は「哲学」であり、人生の深さや人物の格調であることを知ることとなりました。

そこで教わったことは「脳に思い込ませれば、誰でも10歳若返る！」という極意。つまり自分なりの習慣を持つことで、脳がその行動を日常的なものであると認識してくれれば不安定な気持ちは生まれなくなり「脳内習慣」が運命を良き方向へと導いてくれるというものでした。

先生がおっしゃる通り
「人生は運が支配する」
「その運は顔が支配する」
その通りに「脳」の思考をチェンジし、脳を明転させてみると新しい自分が見えてきて「個性」つまり「魅力」がよみがえり、その結果ラッキーな「笑顔」「いい顔」になるというものです。

私は、最後の最期まで現役で人生を全うされた相元先生のことを慕い、心から深く尊敬すると共に、これからは少しでも多くの方に「運を呼び込むのはご縁＝顔ですよ」と誰もが持っているその先にある「魅力」へと転換する方法をお伝えし「魅力人間」へとお導きさせて頂きたいと思います。

そのことが嘉祥流脳相学を通してこれからの私に与えられた使命であり、こんなに幸せなことはないと確信致しております。

本書が、より良い人生を送る一助となり、皆さまも「10歳若くなる！」と誓いを立てて「脳内習慣」を実行して頂き、誰もが光り輝く笑顔で明るい人生を楽しく生きて頂けますよう心より念願致しております。

皆さまに深く感謝お礼を申し上げます。ありがとうございます。

岡井 浄幸

はじめに

齢90（初版出版時）を迎えた私は、これまで長いあいだ「運のつくり方」なるものを講演してきました。

10年ほど前までは、そのテーマとして「いかに長生きするか」というものをリクエストされることが実に多かった。

しかしながら最近、ことに昨年、2012年あたりから、そのテーマと時代の求めているものとが、うまくフィットしていないのではないかという感覚に囚われるようになりました。

この高齢化社会において、「長生き」することは、第一の希求ではなくなりつつあるのではないかという、私の直感です。

21世紀を迎えて10年以上、日本は医療の進化、晩婚化、初産年齢の上昇……そういった、いろんな要素が織り交ざって、完全なる高齢化社会が形成されています。

いわゆる高齢者がなかなか死ななく——あるいは、死ねなく——なった現世において、長寿は我々日本人がすでに達成してしまった目標、あるいは手に入れてしまった果実であり、今度はそこから、さらに一歩踏みこんだ密林のなかにある〝おいしいもの〟を求め始めているのではないか。

そしてそれは、私が思うに「若返る」ことなのではないかと。

私のネットワークをたどってあれこれ調査してもらうと、どうやらその見立ては間違ってはいませんでした。

出版物を見渡してみても、そうですね。『50歳を超えても30代に見える——』なる医学博士の本が、大変な売れ行きだと聞きます。

ならば嘉祥流観相学会導主として長年多くの人の顔を観、開運指南や人生相談に応えてきた経験から、なにかできることはないか。京都の鞍馬寺で達磨禅を極めて、三論宗皇輿院大僧正となり、多くの人を導いてきた立場から、なにかお伝えすることはないか。そして大脳生理学をみっちり学び、日本随一といってもいいほどの多くの特許を取った発明家の立場から、なにかお教えすることはできないか——。

「半端じゃないじいさん」という、ありがたい言葉をいただいてきた私が、あの世への花道として、これから高齢を迎える、あるいは高齢ライフ真っ只中の皆さんに申し上げるのは、ただ一つ、

「10年若返ろうではありませんか！」なのです。

はい、20歳若くなどと高望みは申しません。でも「10歳若返る」と聞くと、なんとなく実践できそうじゃないかと、そんな気になりませんか？

そう、その「気」が大事なんです、肝心なんです。

医者でない私が言うのですから、この「10歳若返る」方法とは、いかなるものなのか、ただの法螺《ほら》話ではないのかと、とっつきにくさを感じている方もおられるかもしれませんが、プロの人物鑑定士として、発明技術者として、そして僧侶として長年生き抜いてきた私の説法を、手にとってご一読いただけますと、「10歳若返る」という目的の達成はおろか、そのはるか向こうにあったような、第2、第3の希望まで、すぐそこに届く距離まで近づいてくることでしょう。

そう、本書を手に入れた時点で「10歳若返る」ための最大の実践法は、すでにスタートしているのです。

藤木　相元

◉目次

第2章

大物たちに学ぶ「若さは気合い!」の習慣

第3章 いつも若々しい人が心がけている「脳内習慣」

第4章

法螺を吹くほど、人生は楽しくなる！

第5章 空海から「法螺の極意」を学ぶ

第1章

「私は10歳若くなる!」年齢は簡単にごまかせる!

「10歳若い！」と自己洗脳する

人生は運が支配する。

運は顔が支配する。

顔は脳が支配する。


これを脳と顔と運の因果といいます。

私が崇敬する禅宗の開祖・達磨大師が、およそ1500年前に唱えた観相学を継承すべく、嘉祥流観相学会導主として長年にわたって多くの人々の開運指南、人生相談をしてきたなかで得た「人生の哲理」です。

あなたの周りをご覧なさい。

いつも明るい笑顔を絶やさない人は、自然に人も集まり、運も招き寄せる。

その反対に、いつもしけた顔をしている人は、運を逃がしてばかり。

このように顔は運を支配しているのです。

ならばこの本のテーマである「10歳若返る」ためにはどうしたらいいか？

顔つきが10歳若くなったと、自分も、周りからも思われるためにはどうしたらいいのか？を考えてみた場合、

「顔は脳が支配する」

つまり、脳になんらかのことを伝えれば、人の顔は変わる、若返ることもできると確信したのです。

人の顔は脳がつくったものであり、脳が考えることは顔に描かれたり、変化を与えます。

だから頭で考え直せば、顔は治る。

つまり脳の中の自分の年齢を10年戻せばいいのです。

「私は10歳若くなる」

と、脳に思いこませる。ごまかす。自己洗脳するのです。

それまでは年を気にして尻込みしていたことでも、

「おまえはまだ若いんだから、平気でできるはずだ」

と自分に言うて聞かす。

脳は自分に楽しい秘密ごとを案外好むものです。まずは癖になるまで「私は10歳若くなる！」と言い聞かせてみようではありませんか！

なぜ顔は脳に支配されるのか

なぜ脳は顔を支配するのか？　脳科学の見地からお伝えしましょう。

観相学では、肌の「張り」と「つや」を重視します。

「張り」とは、皮膚の表面の角質層が潤っている状態をいいます。疲れているときや病気のときなど体の状態が悪いと、水分のないカサカサの肌になってしまいます。

「つや」のある肌は、皮膚の表面に出される汗と、毛穴から広がる脂肪が混じり合い、乳化されてできる皮脂膜によって、皮膚が保護されている状態のことです。

「張り」も「つや」も胃腸や心臓などの内臓、血管、内分泌腺、汗腺などの働きを調整する自律神経が正しく働いているかいないかで影響を受けます。自律神経が正しく働いていれば、張りのあるつややかな顔になるわけです。

そしてこの自律神経は、常に脳にコントロールされています。これはつまり脳の状態が、一目瞭然に顔に表れるということです。

また、表情筋とよばれる顔の筋肉の働きも、顔相に影響を与えます。心にもないことを言うときは、表情筋の動きがぎこちなくなる。心に悩みを抱えているときは、表情筋の動きは乏しくなる。

表情の大きな決め手となるのは目と口ですが、とくに口は、口輪筋、上唇挙筋、口角挙筋、口角下制筋など、たくさんの筋肉で取り囲まれています。もちろん表情筋を動かしているのも脳です。表情にもまた脳の状態がとてもよく表れるのです。

これらから、いかに顔が脳に支配され、脳の状態が表れてしまうかがわかりますね。

脳をいかにごまかすか？

先ほど、顔を若返らせるためには、脳をごまかす必要があると述べましたが、ごまかすという言葉の本当の意味、行為の持つ本当の効能を、ご存じでしょうか。

人によっては、「ずいぶん、ネガティブな言い回しだなあ」とか、「俺はそんな生き方はしてこなかった」と感じられる一本気な読者もおられることでしょう。

しかし、私がまず冒頭で言っておきたいのは、「ごまかす」という発想を受け入れよう、いや、「ごまかす」ことで、生き方のすべてをポジティブにしてしまおう！　という逆転の発想なんです。

「ごまかす」を辞書の意味で取れば、

①「人をあざむいて、悪いことをする」
となりますね。

それをまず、こう置き換えてください。
②「自分をあざむいて、いいことをする」

次に例題です。

あなたの頭の中には、懸案になっている大きな問題が一つあり、それにより、大いに思い悩んでいる。飯を食うにも、トイレに行くにも、それが頭をよぎって、手につかない。

ああ、世間ではこういう状態を「うつ」と呼ぶのだろうか。

そう考えると、思考、行動、すべてがネガティブに、「暗」に向かいます。

では、そんな心境を「ごまかし」てみてください。

その場合、先ほどの①と②のどちらを当てはめますか?

もちろん、②「自分をあざむいて、いいことをする」ですよね。

言い換えれば、

「自分の暗い気持ちをあざむいて、いいことを考える」

これも立派な「ごまかす」という行動なのですが、これは辞書には載っていない。

辞書に載っていない＝ルールブックにないものを、人は常識と取りませんね。

まずこの発想を捨てることです。

「ごまかし」た瞬間に、人はポジティブに、一気に「明」の方向に切り替えられるんです。

これから本書で解説していくいくつものことの根幹は、すべてこの考え方、捉え方です。

こう「思い込む」＝「ごまかす」ことができた時点で、あなたは「10歳若返る」成功への一歩を踏み出したことになります。

ポジティブに自分をだます

大ベストセラー『頭の体操』の著者であり、東京アマチュア・マジシャンズ・クラブ会長を務めていた多湖輝さんは、古くからの私の盟友で、私の嘉祥流観相学会の名誉顧問を務めてもらっていました。

氏自らも、年に一度はとてもダイナミックなマジックショーを披露してくれました。派手な舞台装置があって、幾人ものスタッフが綿密に作りこんでいくマジックは、一連のストーリー性をもって、観る者を驚嘆させてしまう。

「人をだます」ことがいけないことであるというのは、子どもでもわかります。

でも「だます」ことによって喜ばれるのが手品ですよね。それはポジティブな意味での「だます」であり、その「だます」行為が人に喜んでもらえることもあるんです。

多湖さんは、だからこそ、「人をだます」前に「自分をだます」ことができないといけないのだと、力説するのです。

「己をだませない人間は、人をだませない。自分をだまして、相手をだますことが、世の中でいちばんの快感だ。双方が〝だましの快楽〟に至るのである。それがマジックの神髄なんだよ」と。

この「ポジティブにだます」ことは、まず自分をだますことに始まって、次に人をだますことに続く。自分をだました上で人をだますということは、本当に楽しいものなんです。

そして最後には大拍手をもらえるんだから、「だます」という言葉も捉えよう、使いようだということがおわかりいただけたと思います。

多湖さんはそれを「洒落の境地」と言いますが、私が思うに、「だます」という「暗」のカードを、完全に「明」に書き換えてしまったことが、多湖さんの最高に洒落の効いたマジックになったのだと思っています。

歳を聞かれたら10歳サバをよむ

「ごまかす」という言葉における、ポジティブな発想の持ち方について述べました。とかくネガティブな「暗」のイメージを受ける言葉も、「明」の方向へ気持ちを持っていくと印象も変わってくると。

それはこれからお話ししたい「法螺《ほら》を吹く」という言葉への伏線を張っていたわけです。

あなたは人から年齢を聞かれたら、なんと答えていますか？

正直に言う？　まじめに答えてどうするんですか！　３歳若く答える？　あまり芸がありませんな。では５歳？　いや、まだまだ足りません。

そういうときは、臆面もなく10歳サバを読む。これが何より大切です。

たとえ笑われようと何されようと、60歳ならば50歳、50歳ならば40歳と法螺を吹き続けるのです。そうするうちに「たしかにあの人は若いよな」と、法螺の効果が出てきます。

もちろん知り合いにも法螺を吹き続けます。「嘘言え！」と突っこまれても、

「いやいや、俺は精神的にはそうなんだ」

と、しゃあしゃあと答える。そして自分に、

「俺はまだ50にしかなってないよ。これから先の人生、長いんだよ」

と思いこませるんです。

自分の年齢は自分で決める。そして脳に教えこむ。そうすると日に日に外見も内面も若くなるんです。かくも法螺の効き目はすごいものなんですね。

え？　5歳若くなると答えたほうが、リアルで現実味があるのではないかと？

アホいいなさんな。5歳ではスケールが小さすぎて、あまりにも法螺にはならんわなあ。女性だったらマイナス5歳なんて、メイクでどうにでもなるでしょう。

でも、「20歳若くなる！」と大法螺を吹くのはいいと思いますよ。「ほんまぁ？」と自信が持てないようだったら、ちょうど半分の10歳で妥協すればいい。

これも10歳若返るための秘訣です。

死者を生き返らせた空海の大法螺

「明」の対語に「暗」があるように、法螺には対語があります。

それが「嘘」です。

法螺は「明」であって、「ポジティブ」で夢がある。自分も周りも楽しくする。

嘘は「暗」であって、「ネガティブ」で夢も希望もないし、周りに迷惑をかける。

法螺と嘘はまったく違うものなんです。


法螺を語る上で避けて通れないのは、平安時代初期に真言密教を開いた空海です。

空海は法螺を非常に善意に使った人ですね。

くわしくは第5章で述べますが、空海は駆け出しのころ、仏教を学びに唐へ行くのに、「私が船に乗れば、仏のご加護により、皆安全に航海ができる」と法螺を吹き、皇室にまんまと取り入って多額の旅費をせしめました。

唐へ行けば行ったで、最初は海賊に間違われますが、「あなたの名前は天に届いている。唐の国では知らないものはいない」という漢詩を書いて地方高官に贈り、誤解を解くどころか大きな信頼を勝ち得た。やがては皇帝の懐に入りこみ、「日本には帰らないで私の師になってくれ」と乞われるようになったのです。

帰国後は唐で学んだ天文学などの知識を駆使して、いつごろに雨が降るかを予測。待っていれば、だまっていても雨は降るのに、わざわざ降雨直前を見計らって大々的な雨乞いの儀式をして、「空海が雨を降らせた!」と名前を広めた。

極めつきは、死者を生き返らせたことです。

当時は疫病が流行り、民衆も貴族も次々に倒れていった。ある若い貴族も病の犠牲になり亡くなってしまったところへ、最澄ら高僧が百人ほど呼ばれて祈禱しましたが、経を唱えたところで生き返るわけがない。けれども空海は「私なら生き返らせてみせましょう」と横からやって来て加持祈禱し、なんと死後7日経った人間を生き返らせてしまうのです(偶然だったにせよ、空海の鬼気迫る気が、死者を生き返らせてしまったのでしょうな)。

空海の大法螺が、奇跡を生んだというわけです。

このように法螺は、「明」や「ポジティブ」に結びついてくるんです。だから、法螺をまず、楽しむことから始めればいいのですと、私は言いたい。楽しむことができる時点で、それは明らかに「明」「ポジティブ」のオーラを生みます。それができるようになったら、自分の年齢を自分で決めることができるようになりますね。10歳サバを読むことを「明」「ポジティブ」と捉えられるようになれば、歴代の法螺吹きの立派な継承者になれることでしょう。

「10歳若返る」ということ、「10歳若いですね」と言われること、それは相乗効果を呼び、あなたが吹いた法螺が、周囲の人も喜ばせているという結果を生むのです。
読者の方々も、おおいに法螺を吹いて人生を闊歩しようではありませんか！

老婆心は捨ててしまおう！

すべての思考、行動において心がけるべき三つの要素、それが、「明るい」「楽しい」「力強い」です。脳の思考における「明」と「暗」は、考え方の「若さ」と「力」に左右されるものなんです。

若さに力が伴わない場合、その言動は「妄言」「戯言」ととられても、致し方のないところ。若さという武器に力が伴ってこそ、最大限の威力を示すことができるのです。そしてそれは、「若さ」「力」のお互いどちらが欠けても不十分だという意味では、車の両輪のように対をなしてはじめて効果を発揮するものだといえるでしょう。

いわゆる「老人」とは、考えすぎ――すなわち「心配」が先に立つもので、それは経てきた長い人生経験のなかでの、おもに失敗体験のほうを記憶にとどめ、それにより行動を制限してしまうという癖です。

これが、言論と行動において、負のスパイラルを生むことになるのです。

日本語とはよくできたもので、相手を必要以上に心配し、世話を焼こうとすることを「老婆心」という言葉で表しますね。

「そっちに行っちゃ、危ないよ」

「あんな大型オートバイの運転なんか、やめときなさい」

こんなことを若い者に声かけするのは、高齢者です。

しかし、そもそも危険を伴う行為であるからこそスリルがあって、人はそれがやめられなくなる。生きるか死ぬかというギリギリのところに身を置くからこそ、その緊張感を味わえるのであるし、そこから得られるものは、代えがたい快感なんです。

その危険とは、命知らずな冒険のみならず、仕事においても遭遇するときがある。

人生を賭けた仕事に臨むというスリル、成功するか否かまったく想像がつかず、結末の予測さえままならないなかで、一縷の望みを抱いて突き進む。

この命がけの仕事も、結果が万が一、失敗に終わったとしても、人生を賭して闘ったという満足感と充足感が、新たなステージに自分を導いてくれるのです。

まあ、私にとっての命を賭した挑戦というのは、後にくわしくお話ししますが、第二次大戦の特攻隊での日々です。いまだかつて、「あれ以上の仕事はない」と。

そして、あの戦争で「負け戦」を強いられた心の痛みや悔しさを反骨心に、「南西会」という米兵相手の「世直し」行動に向かわせるという動きになったのです。

ここで私が言いたいのは、年を経た人間こそ肝に銘じなければいけないのは、老婆心を自分に向けてはいけないということです。

人は﨟長けるにつれて老婆心ではなく、むしろ冒険心、そしてその冒険で得られた成功体験の記憶こそを蘇らせ、若さへの希求を生み出していかなければいけないんです。

失敗から導き出された多くの成功体験のなかで、頭が圧倒的にプラス思考に塗りこめられていくと、もはやほとんどの失敗は穴埋めされていて、記憶から外されていくことになる。

失敗の歴史を成功体験とプラス思考で塗りつぶしていったときに、いつしか大きな成功を人は収めているものなんです。

ファッションはいつも20歳若く

服装はいつも実年齢よりも若いファッションを意識する。

これも大事なことです。

しかも20歳若いファッションをして街を闊歩することが大事だと。

流行を知っておくのは当然のこと。ネクタイやスカーフ、女性だったらアクセサリーなどどこか一つ、自分なりのこだわりを持つのも必要。

そして色も重要ですね。

「着るものによって、人間は変化するのだ。人格が洋服を着るのではなく、洋服が人格を決める。着るものによって人間の運命は決まるのである」

こう私に教えてくれたのが、昭和天皇がＧＨＱ（連合国軍最高司令官総司令部）の最高司令官・マッカーサーと会ったときのスーツをあつらえた金沢要蔵さんという仕立て屋でした。

金沢さんの口癖は、

「装いが役柄を明るくする」

というものでした。

「一つの目的を持って、洋服を着る。目的に従って衣装はあるんです」

こう彼は言っていた。今日の仕事はどういう仕事かと、その目的をすこしでも達せられるように、思い切って明るく、派手にしろということでした。

「派手にすればするほど、目的は近くなる」という言い方もしていました。

「今日の装い」には役柄があり、その役柄をエンジョイするような装いをするべきです。

たとえばジーンズをはくときはジェームズ・ディーンになったつもりで若々しく振る舞う。革ジャンを着るときは、マーロン・ブランドになったつもりで渋く演出する。スーツで決めるときはロバート・レッドフォードのように凜とするなどと。若いときに観た映画のヒーローをイメージするとやりやすいかもしれませんね。

このように、服装が人間を変えるということであり、服装が人を若返らせるということです。

金沢さんによれば、「服装は人を20歳若返らせる」のだと！　20歳若いファッションにしたら、年も簡単に10歳若返るということです。

これはもう若いファッションを楽しむしかありませんね。


真っ赤な服で勝負する！

「世界のＨＯＮＤＡ」を築いた本田宗一郎さんに、金沢さんを紹介したのも私です。

会社の作業服を金沢さんにデザインしてもらったのです。とても感謝されましたよ。本田さんは朝、作業着を着て工場を回るんですが、なにより従業員の態度が変わったというんです。

それまでは、昼休み後に仕事に取りかかるときに「よいしょ」というふうに、重い腰を上げて工場に向かっていたのが、金沢さんの服を着てからは、走るようになったというんです。昼休みには、どんなに寝転がっていようが、仕事始めのサイレンが鳴ったら、われ先に駆けていくという。

金沢さんのユニフォームが「やる気を起こす」ものだったからです。

そこで色彩工学が関係してくる。

社員証のようなものを首から提げるリボンがついているんですが、それが「赤」なんです。そして襟の先にも赤い線が、ビシッと両方についている。手が速く動いて作業がはかどるように、赤のラインがついているんです。

なんで赤か？　といえば、赤は闘いの色なんです。

金沢さんに言わせると、

「ナポレオンは馬にも赤い房をつけ、自分の軍服も赤で飾った。勇気を発散させるために、自ら赤を用いたのだ」

というこことです。

かつて、外務大臣を務めた川口順子さんは、海外に出て大事な交渉をするときは、必ず赤いスーツを持って行ったんです。闘うことをイメージしていたんですね。

また、昔は赤い腰巻きでないと、田んぼに入ってはいけなかったんです。田植えをするのは闘いですから、赤で力強くと。

さらに言うと、美輪明宏さんが２０１２年大晦日の紅白歌合戦で歌って再びヒットした『ヨイトマケの唄』のヨイトマケの女性は、赤い蹴出し（腰巻の上につける布）を着けていないと現場に参加できなかったんです。風が吹いてぱっとその蹴出しが見えると、男は誘われた。赤い蹴出しから白い脚がのぞくと、そのコントラストがセックスアピールになるんです。

そして真っ赤なお腰を見て、男たちも元気になり、

「その女を助けてやろう、協力してやろうじゃないか」

という雰囲気になったんです。

その「赤」を、男性のユニフォームにくっつけたのは、金沢さんなんです。

仕事の交渉や談判などがあるときは、闘いですね。進軍ラッパを鳴らすときは、赤色の房がなびきますよね。剣も将軍になると、赤い房がつく。

一方で、お金を儲けたいときは黄色。金と同じ色ですから、「金を呼ぶ」。これは、宝くじを買うときや、ギャンブルでも同じです。金銭運も、黄色です。

また、女性に会うとき、口説こうとするときは……ピンクです。

私はいまでも、ピンクを着ています。男性が着るといいのは、薄いピンクで、女性のピンクはもっと濃いピンク。カラーの中で〝いちばんハッピー〟なのは、なんと言ってもピンクです。

看護師さんも、昔は白でしたが、いまはピンク色のユニフォームを着ているところも多くなりましたね。

女性の温かさと優しさを感じるものがピンク色です。

これが赤になると、「ジェラシー」になります。女性が真っ赤な洋服を着たら、男はなかなか寄りつけない。

女の人が赤い腰巻き、蹴出しをしていると、男性の目を引くと同時に、常に挑戦の意を示した。それに対してピンクは、「あなたのものよ」という意味になります。

ですから、若返りの色はとなると、ピンクです。いくつになっても、〝ピンク〟です。

脳には定年がない

脳には定年がありません。

定年という言葉は、社会が作り上げたものに過ぎないのであって、脳の機能はまったく関係ありません。

しかし、社会の定年という枠組みに、悲しいかな脳は左右されてしまうんです。

定年を迎え退職すると、

「俺の脳はもう銭にならないんだ」

というマイナスの思考になって、それにより可能性を削がれてしまう。

脳が60代や70代でお役御免などと考えるのはとんでもないことで、空海に言わせると、脳の寿命は１２５年もある。脳の中にある魂は１２５年間生き続けるのだと。

第二次大戦のノルマンディー作戦では、何万という米英軍兵が敵兵に撃たれ、上陸しきれずに亡くなっています。それが終戦後になって、遺体が集められて、墓地ができました。

私は昭和32年に同地を訪れ、管理している牧師さんに話をうかがいました。

すると、その墓地に埋葬されている1万人ほどの遺体は、すべて火葬したものではないのだといいます。

私はゾッとしました。

火葬していないということは、脳は生きつづけている。つまり魂は死んでいないということです。

人が死んで火葬しない場合、しばらく生きている部分というのはあります。たとえば髪の毛であったり、爪であったり、それは死後もいくらか、伸びることがあるんです。

それと同じように、脳、つまり魂もまだ生きているんですね。

その遺体を拾い上げれば、何かを発信したがっていたり、恨み言を言いたがったり……魂は生きているわけですから、それが生きている健康体の人に憑いてしまう。

ノルマンディーでも戦死した若い兵士の親御さんが、無理を頼んで墓を開けてもらったら、GI刈りだったはずの髪の毛が伸びていたとか、遺体を抱きしめたら、なんらかのメッセージを受けたという話があると牧師さんが言っていました。

だからそこでは、荼毘に付してお祓いをしなければいけないのです。

日本の墓地でも、昔はよく幽霊が出たといいますね。火葬が一般的ではなかった時代には、多く見られたそうです。

いまは火葬しますから、焼かれれば脳も魂も生きつづけることはできません。

理論的には、いまの墓地では、幽霊は出ないということになります。

この墓地の霊は、やはり三つ子に宿った魂が、１２５年とは言わないまでも、死してなお、生き続けるということなんだと思います。

音楽は人間を若くする

魂の話でいうと、ベートーベンの楽曲は、魂を鼓舞するものだったといわれます。

「交響曲第５番　運命」の音律は、ヨーロッパで当時猛威を振るっていた疫病と闘うための意志を民衆に吹き込む力を持っていた。

５０００万人以上のヨーロッパの人々が、死を恐れ、

「明日は自分か、明後日は妻か――」

と戦々恐々としていた時期。

疫病というマイナス要素が、暗と陰のオーラで覆い、ついには死へと、絶望のスパイラルで世の中を支配していました。

そこにベートーベンの、

「疫病、なにするものぞ！」

と魂を鼓舞する楽曲が登場する。民衆の魂は高揚し、陽のメンタリティが生への希望を導き、疫病を撥ね返すための原動力になったといいます。

「おまえ、ベートーベンを聴かなければダメだぞ。あれを聴かない若者は堕落する」

こう私に言い放ったのは、従兄弟であり芥川賞作家の「コウスケ」こと五味康祐でした。

音楽評論家としても活躍した彼がこう言うものですから、私も精神的に元気がないときは、よく聴きました。


音楽というのは、極端にいうと人間の脳を愚かにもするし、若くもする。

少々挫折しても、魂を揺り動かして盛り上げる、頑張ろうという気になる。魂を揺り動かして、人間を切磋琢磨する。

「がんばろう！」という人は、魂を抑えないんです。魂に大きなリズムを送らないと、人間は頑張り屋にならないんです。

魂という、三つのときに生まれた脳に刺激を与え、命令しないといけないんです。

魂は、たとえひっくり返っても起き上がる。病気になっても治るというのが魂。空海の大法螺が多くの人々の魂に響いたというのは、それが本当の宗教の姿なんです。寺の鐘の音も同じです。

釣り鐘の「ゴーン」という音律は魂に響く。大晦日の鐘の音は荘厳ですよね。荘厳か、そうでないかというのは、魂が聞きわけているんです。あの音を聴いて年を越す、正月を感じる。

苦しいとき、「歯を食いしばってでも生きよう」と考えられることこそ、魂の本懐なんです。

欲望という電車には終着駅はない

「次の駅が、もとの駅であっても、前に進行する電車は、ロマンの電車である」

これは、物理学者のアルベルト・アインシュタインの言葉です。

脳に定年はないのだということは、先ほど述べましたが、人間の夢、ドリームにも定年はないのです。

これを私は、

「欲望という電車に終着駅はない」

と言っています。

「欲」という言葉をよりポジティブに「夢」と言い直せば、やはり、

「夢という電車には終着駅はない」

となります。

アインシュタインの言葉は、前に進もうと思っていても、グルグル回るうちに始発駅に戻ってしまうかもしれないけれど、進行しているということ自体が、一つのロマンなのだと言っているのです。

現在進行形の夢は、終わらないということです。


若いころ科学の勉強をしていたときに、脳科学の第一人者の講演を聞き、とても印象に残った言葉がありました。聴衆に向かって、

「どこにいちばん、大きな未開の土地があるでしょうか、お考えください」

こう言って、5分ほど考えさせたんです。

いろんな意見が出ました。

「シベリアだ、ブラジルだ――」

すると脳科学者は、こう言いました。

「いいえ、どれも違います。未開の土地とは、あなた方の帽子の下にあるんです」

帽子の下＝ヘアの下＝脳ということです。脳にはまだまだ未開の場所がある。とうてい限界なんてありえないということですね。これは、大変有名な言葉になりましたし、私も気に入って、その後、使わせていただくことにしました。

脳に定年がないように、現在進行形の夢は、終わらない――。

こう魂に刻んでいただくと、いいと思います。

人間は我と性と欲の蛇蝎の生き物

プラトンは、

「人間は、『清く正しく美しく』あるべきである！」

と説きました。

これが、プラトニック・ラブという概念になりました。

これに対し、およそ１６００年前にインドから中国にやって来た僧侶の達磨大師は、こう説いています。

「人間は、『我と性と欲』。これが、人間の方程式である」

この三つを足し算したら、人間ができると言ったんですね。

でも、これでは困りますね。自らの言葉で、自らを不幸にしているようなものです。

そこで達磨大師は、レトリックを使ってうまいこと、言ったもんです。

「『我』というものは、『個性』であると考えればよい。『あの人の個性だから、これは認めてやろうじゃないか』と。

『性』というものは、『お色気』であると。それがなくなったら、それこそ人間は枯れ木になってしまう」

それでは「欲」はなんでしょうか。

欲望という名の電車には、終点がありません。しかし欲望というのは、たった一つのドリームなんです。だから、達磨大師はそれを「夢」という字に切り替えた。

見事な法螺でしょう！　これが、達磨の哲学なんです。植物には我と性はありますが、欲がない。人間にだけあるのが、欲なんです。

欲は大きすぎれば嫌われる。強欲などといえば、決していいイメージの言葉としては使われませんからね。ただしそれを夢という文字に置き換えた場合、どんなに大きなことを言っても、大きければ大きいほど面白いということです。

「でっかい夢」と言ったとき、そこにはスケールの大きさを感じるでしょう。これらはすべて類義語なんですが、それぞれがまったく、印象が違う言葉ですね。

この発想をぜひ、つかんでください。

冬の滝に打たれて、脳を知る

このように脳をプラスのイメージでごまかすと、いいことが起きる。それを納得できたのは、昭和23年に僧侶になるために、京都の鞍馬寺で滝行をしたときでした。

そこでは毎晩夜中の２時に起きて、白木綿の服に着替えて滝に打たれるわけです。２月の寒い時期で、つららが下がっていました。それを３ヵ月間続けたわけです。最初の月は10分間を３セット、次の月は滝に打たれるのを20分間に延ばしてと。雪の日も氷雨の日も１日たりとも休みません。

つららの間からどーっと飛沫を上げて、冷たい水が坊主頭に突き刺さります。寒さと冷たさで体は麻痺し、やがて呼吸困難になってくる。

最初は20人ぐらい滝に打たれる修行者がいたのですが、３日もたつと自分を入れて二人しかいなくなった。みんな逃げちゃったわけです。

それほど厳しい修行でした。

けれども私は、その少し前に漆にかぶれた経験をしましてね。瓶に入った漆を、つい覗いてしまったものだから、顔中真っ赤になって、ぶつぶつができてしまったんです。やがて体も赤くなって、もうかゆくてかゆくて体中が悲鳴をあげました。

そのときに漆職人が言うには、かゆいし、痛いし、どうしようもないけど、死ぬわけじゃない。1週間たてばけろっと治るから、その間は歌を歌ってしのぐしかないよと。

掻けば汁が出て、わーっと広がる。だから我慢する。せいぜい叩くだけなんです。

「掻いたらあかんで。でたらめでもいいから、歌ってかゆさをごまかせ」

と。歌うと頭がそこにいくから、かゆさが離れてくれるんだと。

そのときにわかったんですね。かゆいということも痛いということも辛いということも、全部頭の中で感じている。脳が叫んでいるんですね。皮膚が叫んでいるんじゃないんです。脳がかゆいという指示を出しているのだから、いくら皮膚をかいてもしようがない。脳が治らないとかゆさはとれないんだ。だから脳をごまかすとかゆみは我慢できる。そのためには他のことを考えるか、いちばんいいのは鼻歌を歌うことです。

それで私は、歌うことでかゆさをやり過ごしたわけです。

だから滝に打たれて呼吸困難になったときも、

「こんなの鼻歌だよ、ごまかしてしまえ！」

と。それで軍隊時代に歌った歌をガーッと大きな声で歌った。頭を歌でいっぱいにしたのです。そうすると寒さも痛さもだんだんなくなっていったんですね。それどころか体から湯気がもうもうと上がっていった。

しかもこれが癖になってね、夜中に滝に打たれないと眠れなくなった。どうにも落ち着かないんですよ。

それほどまでに脳と体は関連があるんです。

脳はやはり体を管理している、動かしていると、このときに痛感したわけです。

だから若返るためには、まずは脳に法螺を吹いて、ごまかし続けること、つまり脳に新しい習慣＝「脳内習慣」をつけることがいちばんの方法なんですね。

法螺の条件

法螺というのは夢なんですね。

そうなりたいと思っている夢や願望を堂々と口にすることです。

その瞬間、できると思いこんで言うことが大事です。

うまい人の法螺を聞くと、「そうかい、それができるんかい」と素直に思えてしまう。法螺だとわかっていても、聞く者に歓喜をもたらしてくれるんですね。

サッカーの日本代表でもそうでしょう。「ワールドカップで優勝する。コンフェデレーションズカップで優勝する」と何人かの選手が言い、多くのサポーターに希望を与えました。

実際はコンフェデレーションズカップで3戦全敗して、実は違うぜってことになりましたが、それは仕方ない。その選手はまだワールドカップ優勝の夢は捨てていないでしょう。「優勝する」と言った瞬間、サポーターに夢と希望と感動を与えているのだから、彼らの法螺は、けっして悪いものではないんですよ。

しかも法螺には救いもある。

空海が「こいつを生き返らせてみせようじゃないか」と法螺を吹き、死人を生き返らせた。

別のときには、多くの人に向かって、

「おまえらが死んでも地獄には行かせないぜ」

と法螺を吹き、死の恐怖から抜け出させてあげた。

それはなんのためにしたのかというと、人を助けてあげよう、喜ばせてあげよう、救ってあげようという大きな意図があったわけです。自分を信じたら、死んでも全員が天国に行けると言い切ったイエス・キリストも同じですね。

法螺は人を幸せにするんですよ。だから法螺を吹かない手はないんです。

そこで次の章から、具体的な若返りの方法と、効果的な法螺の吹き方をご披露しようと思いますが、いずれにせよ大切なことは次の２点。

「10歳若返る！」と自分に言い聞かす。脳に思いこませる。

そして、そのために法螺の流儀を学び、明るい人生を送る。

この二つを会得して、これからの人生におおいに役立てようではありませんか！

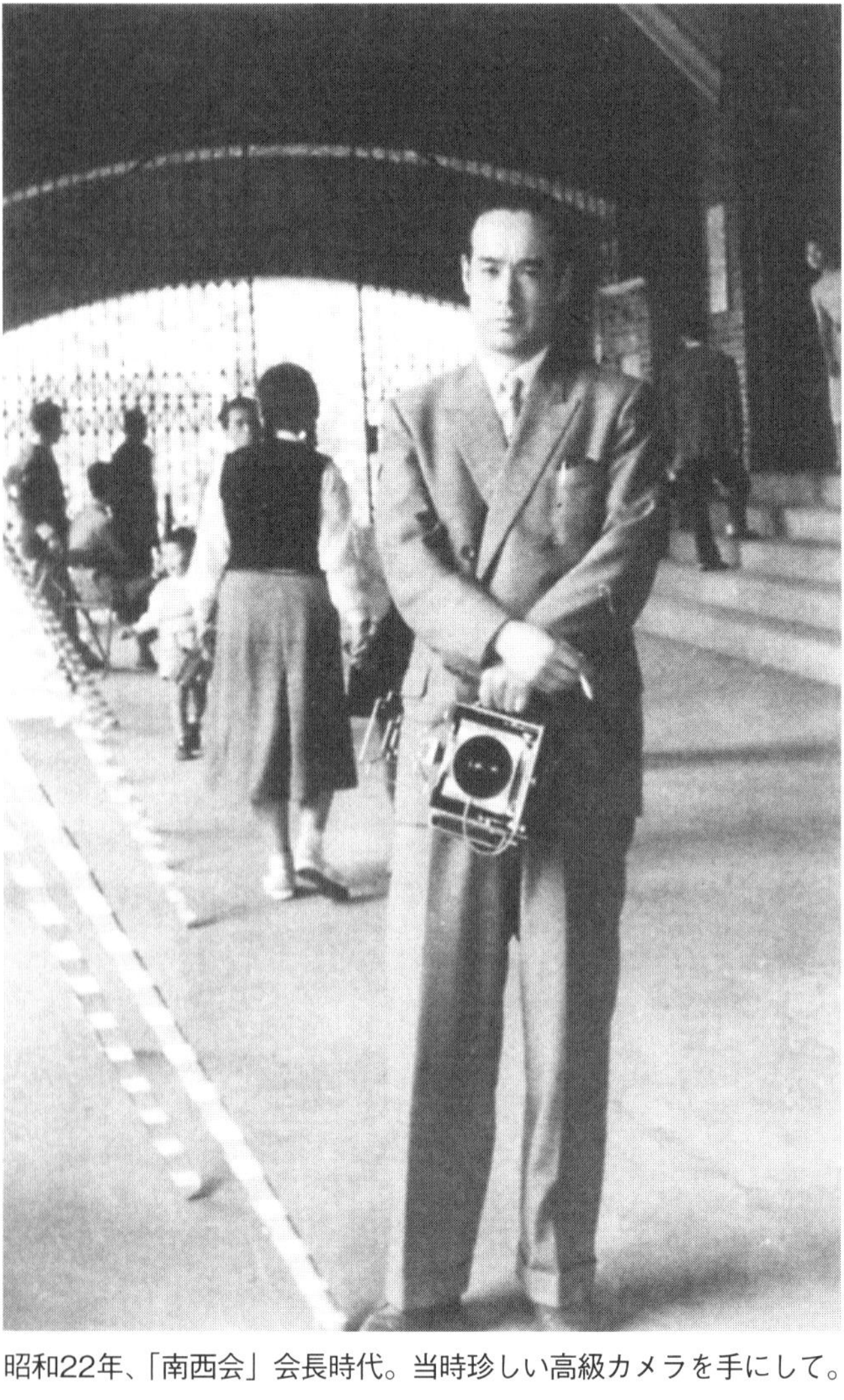

昭和22年、「南西会」会長時代。当時珍しい高級カメラを手にして。

第2章

大物たちに学ぶ「若さは気合い！」の習慣

日本を創ってきた大物との出会い

私は大正12年に兵庫県の寺の息子として生まれました。

小さいころは泣き虫だったものだから、地元では名物住職だった祖父には厳しく育てられました。6歳からは早朝4時にたたき起こされ、庭で木刀を持たされて剣道の特訓です。そのとき祖父から激しく打ちつけられてできた頭のこぶは、今でも残っております。

昭和19年に学徒出陣で徴兵され、和歌山の「陸軍海上特別攻撃隊」に入隊し、初歩訓練のあとに、沖縄の慶良間諸島に配属されました。

課せられた任務は、航空エンジンのついた二人乗りボートに爆雷を積み、敵艦に向かって一直線に突進する爆走機動艇、いわば人間魚雷の特攻隊員です。

出撃即戦死。早い話、死の宣告をされたわけです。

けれど私は2度の特攻にも生きのびた。

その後、沖縄本島の本隊に合流し、アメリカ軍への「斬りこみ決死隊」を編成するも、敵の自動小銃の餌食になり左脚に6発ほど食らって、ぶっ倒れた。のたれ死にするところを〝ひめゆりの少女〟たちに救われ、野戦病院に担ぎこまれたのです。

その後、俘虜になり終戦を迎えますが、引き揚げ船に乗っているときに同志7人で、南西諸島からの生還者ということから「南西会」を結成し、私は会長になります。沖縄戦で亡くなった犠牲者たちの遺骨収集と鎮魂の儀式、そして戦死者遺族への奉仕がおもな目的でした。

しかし引き揚げてみると、アメリカのGI（軍人）たちは、日本人を敗戦国民と思って軽視し、通りすがりの女性をレイプするなど言語道断の悪事をはたらいていることがわかった。そこで、日本を取り締まるGHQを、逆に取り締まってやろうじゃないか！　と日本男児の心意気を見せてやろうと燃えたものです。

京都に本部を置いて、さんざんGIたちを震え上がらせましたが、一方で警察ができないこと、やくざが恐れることもやりました。このとき、当時の首相・吉田茂さんと出会い、吉田さんが京都に来たときは何度となく護衛の役を賜り、24時間行動を共にしたのです（吉田さんからは後年、田中角栄さんを紹介され、彼とも親しい仲になりました）。

そして「南西会」結成2年後に一念発起して僧侶になるために、京都の鞍馬寺で修行したのです。そこでは「鞍馬の天狗」と呼ばれた、有名な信楽早雲住職のもとで天台宗の行と達磨禅を徹底的に教えこまれ、その後に壬生寺において得度を受けました。

なぜ僧侶になろうと思ったか？

沖縄でアメリカ兵に脚を撃たれ、瀕死の状態だった私を救ってくれた〝ひめゆりの少女〟たちの遺骨を拾い、弔うためです。私は6人の娘さんに担がれて野戦病院に運ばれ、助かったのですが、彼女たちはその後、全員自爆し、野ざらしのようになっていた。命を救ってくれた少女たちの骨を拾って供養し、恩返ししたい。その一念で私は僧侶になり、沖縄に行ったのです。

沖縄で少女たちの収骨、鎮魂、墓設をしていたときに出会ったのが、宝塚歌劇団の創始者である小林一三さんです。氏はGHQによる占領政策、公職追放や工場の解体を解除するために活躍するのですが、これには私も一役買いました。くわしくは後に述べることにしましょう。

そして小林さんによって松下電器（現パナソニック）の創始者・松下幸之助さんを紹介され、私は松下電器嘱託となり、東京工業大学に聴講入学して脳科学、深層心理学、色彩学といった私の一生の仕事を貫くノウハウを学びます。

やがて松下さんの一声でドイツに3年間留学し、産業技術を研究します。HONDAの

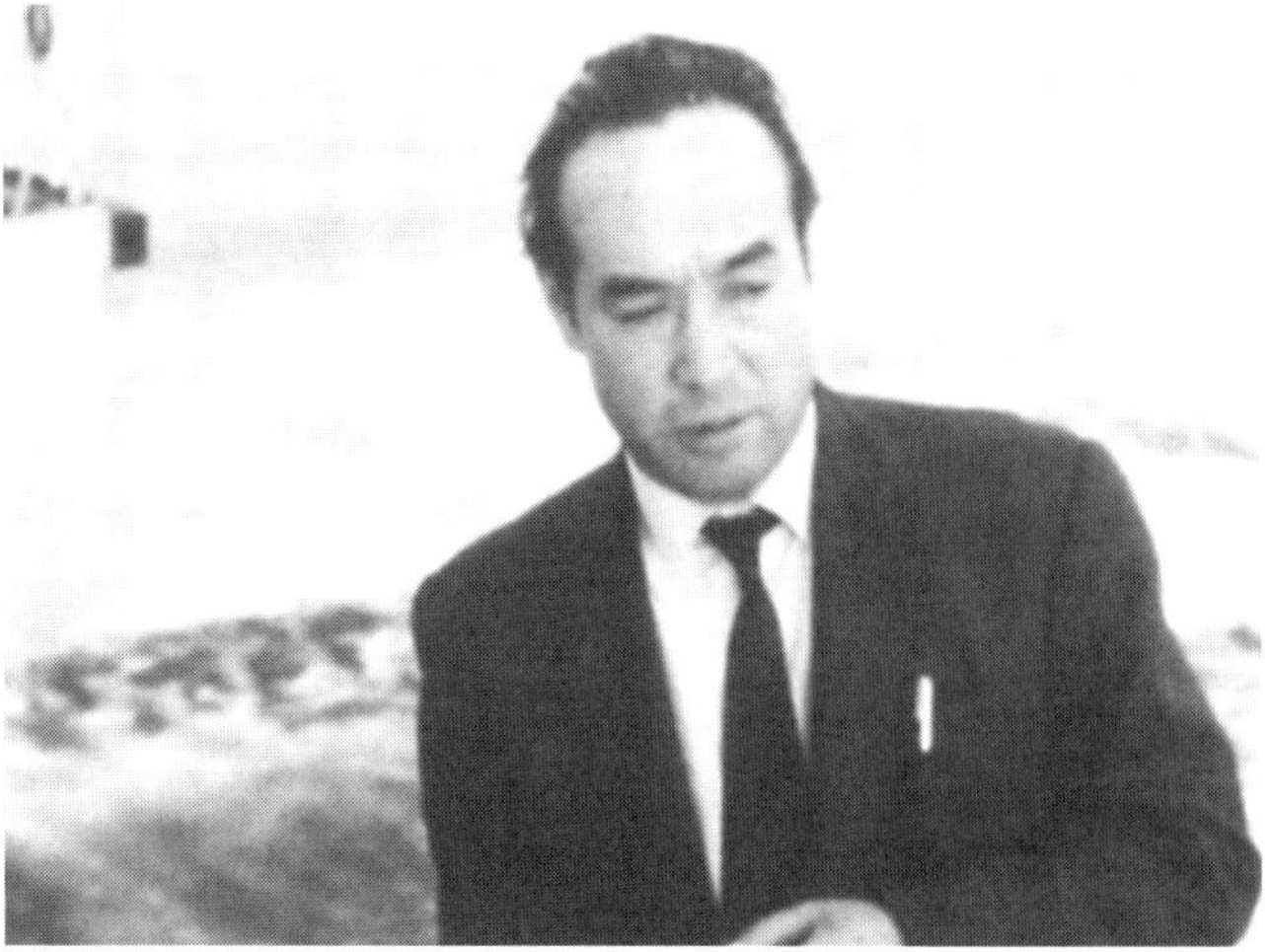

昭和28年、ドイツに留学するために船で神戸港を出発。

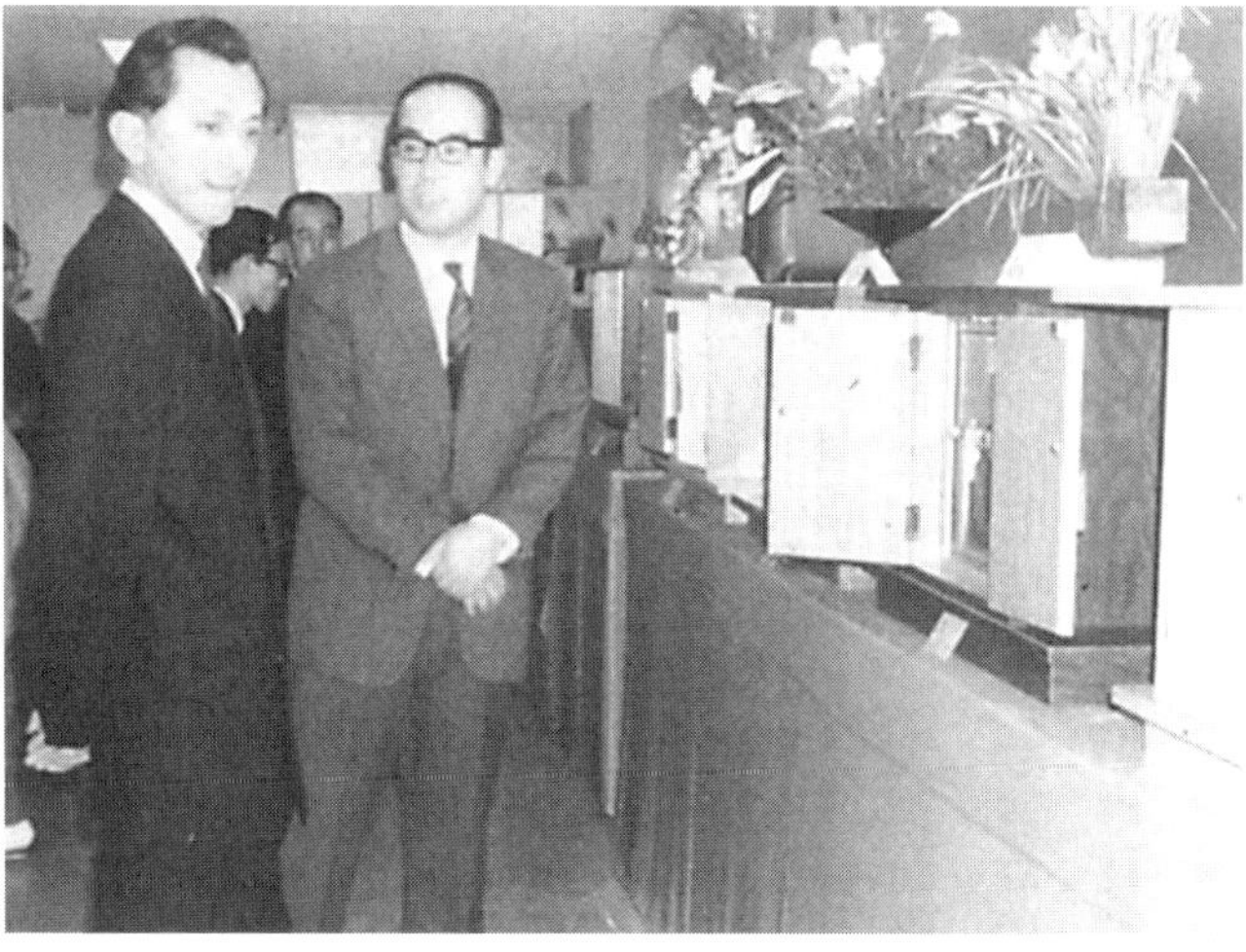

昭和41年、発明した「家具金庫」の展示会にて（写真中央）。

創始者、本田宗一郎さん、ソニーの盛田昭夫さん、井深大さんの知遇を得たのもこのころです。

その後は、松下さんのもとで電気炊飯器や8ミリ映写機などの発明に勤しむ一方で、達磨大師の教えを継承するために観相学への理解を深め、嘉祥流観相学導主として多くの人の開運指南をしてきました。

また、私には従兄弟に作家の五味康祐がいて、彼からは勝負事や音楽、「気」に至るまでいろいろなことを学びました。さらに言うと、五味と私は幼いころに、時代小説の名手・吉川英治さんに、いろいろと可愛がられました。

私のこれまでを、つい長々と話してしまいましたが、それも「10歳若返る！」ために何をしたらいいかを読者の皆さんにお伝えするためです。

私が会い、お世話いただいた、戦後の日本を創ってきた大物たちは、みんな大きな夢を持っていました。いつもバイタリティーにあふれて、若々しかった。そしてとびっきりの大法螺吹きでもありました。彼らの生き方、習慣、心がけをお伝えすることは、ひいては若返りのなによりの虎の巻になると思っております。

「太陽が白い」うちに早起きする

鴻池家は、江戸時代から活躍していた豪商です。摂津の鴻池村（兵庫県伊丹市）にあって、代々その地で酒造りを営んでいた。私は終戦後にご主人の新十郎さんと懇意になりましたが、やはりおおらかというか、人がいいんですね。

持っているライターが純金製でして、私が、「雷が鳴っているときは、火をつけない方がいいですよ」と言うと、

「そうですか、じゃあ、あなたにもっていてもらいます」

とポンとくれる。

傘も取っ手が純金なんです。「雷が落ちますよ」というと、

「では、あなた、もっていてください」

私はありがたくいただいておいて、すべて質屋に送ったもんです。

まあ、それはさておき、なんで鴻池家はそんな豪商になりえたかという話です。

彼が言っていたのは、何より「早起きです」と。

口癖は、

「太陽が白いうちに起きるんです」

というものでした。

みなさんが見ているのは、赤い太陽。でも、彼らが見ていたのは、白い太陽。だいたい4時くらいの日が昇る前の太陽を、白い太陽と言ったんです。一族すべて、奉公人も含めて4時起きだったそうです。

なぜそうだったかというと、元々の家業の酒の醸造をするときに、麹を発酵させるのに、かき混ぜるいちばんいいタイミングが、朝4時からの作業だというんです。

その酒が、やがて東へ西へ、評判になりまして、鴻池家の酒が有名になった。

でも、秘訣は早起きだけなんです。

彼が言うには、先祖代々そうしているから、いまも変わらずつづいているだけだと。それを守れなければ、鴻池家ではないと。

しかも、「4時起き」と言わずに「太陽が白いうちに」というのが味噌ですね。そうして習慣づけたところが、三文の徳どころではない恩恵をもたらしたんです。

人間はもともと夜が明けるころに目覚めて、活動を開始した。体内時計には夜明けの起床がプログラムされているはずなんです。

早起きすれば体にも脳にもいい。そうすると活気が出てくる。脳も元気になる。脳が元気になると、顔にも元気が蘇ってきます。

つまり若々しくなるということです。

顔を叩いて気を入れる

『喪神』で芥川賞を受賞し、剣豪小説、特に柳生十兵衛など柳生一族を扱った作品で、「五味の柳生か、柳生の五味か」といわれた五味康祐は、私の従兄弟で、柳生家より感謝の意を込めて、忍者屋敷の一戸を贈呈されたことがありました。

奈良県の柳生の里から解体して、東京に運び、再建したんです。

忍者屋敷ですから、地下からの出入りもできるような家でした。

その家の特徴は、鏡がないことでした。洗面所にもない。あるのは、洗面台の横手に透き通る水鏡なんですね。真っ白い石で、深さが30センチほどあるものに、水がはってある。

五味はその水鏡に、毎朝顔を映して、笑ったり、いろんな表情をしていたんです。

遊びではなく、10分もそれをしている。

最後に自分の頬を、両掌で10回ほど叩く。

ポン、ポンではなく、パーン、パーン、というくらいの激しさです。

私もやらされました。こんな痛いことをなぜやるんだと聞くと、

「人間の寝起きには、気が入っていない。気が抜けているから、年を取るんだ」

こう言います。自分で気を入れないと、だれも入れてくれねえじゃないかと。

夜寝ているときというのは、気を失っているんだ、だから朝起きたら、気を入れなければいけないんだ、こういう理屈です。

五味が言うには、「これを柳生但馬守宗矩も実践していた」のだとか。

でもこれがね、なかなか効くんです。もちろん血行がよくなるということもあるんでしょうが、ぼやけた顔が一気に修正できる。気力がみなぎる。どっと力が湧いてくる。

たしかにこれを続けていた五味は、年を取っても若い顔をしていたものです。

あの大相撲の高見盛関が、取組前にやって気を入れていたでしょう。あんな感じです。

大関にもなれなかった力士が、なぜあれだけ人気を博したか。

それは、気の集まるところに人が集まるという理でしょうね。そういうところには、「若さ」もみなぎるものなんです。

朝の太陽を「食べる！」

私は第二次大戦のときに見習士官として沖縄に配属され、特攻隊員になりました。運よく生き残って引き揚げてきたものの、魂が荒ぶってしようがない。それで特攻隊の生き残りの連中７人で「南西会」という「世直し集団」を結成したのです。敗戦国である日本の警察が取り調べられないＧＩたちの無法を、我々が取り締まってやろうじゃないか！　マッカーサーが何じゃい！　というわけです。やがてその人数は１０００人近くまで増えました。

それほどＧＩたちはひどかった。通りすがりの日本女性を捕まえ、罰当たりなことに神社や寺に連れこんで乱暴を働くのです。境内には人があまりいないからです。それで現場を押さえ、倍にして返してやったのです。ＧＩたちも根はまじめな青年たちだから、自分が罪を犯していることをわかっている。でかい図体を折り曲げて、しきりにあやまっていましたよ。

まあこの他にも散々暴れました。なにしろ１０００人近い元兵隊の集団です。やくざまがいの荒々しいこともしました。けれど地元の京都の人々からは、温かい視線で迎えられた。敗戦国だけど卑屈になってはいけない。そのことを身を以て示していたからでしょうね。

やがて私は「南西会」で暴れることから離れ、僧侶になるために鞍馬寺に上ります。戦時中にお世話になったものの、不幸にして犠牲になり、しかも収骨も供養もされていない〝ひめゆりの少女〟たちや他の戦死者たちの骨を拾い、弔うためには得度して僧侶になるのがいちばんの近道だったからです。

そこで出会ったのが、「鞍馬の天狗」と恐れられ、崇められた信楽早雲住職でした。

「あんた、ほんまに修行やる気ですか。時間の無駄とちがいますか」

住職は聞きます。けれど戦死者の遺骨を拾い、供養するには得度するしかないことを伝えると、うんとうなずき、こう言いました。

「心がけはよろし。けど、今は2月。寒いでえ。命がけだっせ。すぐ音上げるで」

このときの滝行のきびしかったことは、前にも述べたとおりです。

昭和23年2月、京都・鞍馬寺における修験行は、聞きしに勝る難行と、高度で難解な説話の毎日でした。

信楽早雲住職は、毎朝次のような、奇想天外な話をくり返しされました。

朝食の際には、修行僧に対して次のように聞きます。

「おい、今日の太陽はどうであった」

「たいへんギラギラ輝き、素晴らしい太陽でした」

「アホ、輝かん太陽があるかい。太陽は見るものではない。食べるものだと口を酸っぱくして言っておるではないか。うまかったのか、まずかったのかを聞いておるのだ」

これに対し、ある日、修行僧が、

「今朝の太陽はなんだか、悲しいように見えました」

こう言うと住職は、

「そんなことは月を見て言いなさい。夜は月を眺めてものを書く。月はそのためにある。では、太陽は……食べて気力を、栄養を入れるものなのだ、それだけの存在だ」

これは、高名な達磨大師の基本思考なんです。

つねにすべての宝玉は、太陽の光に反射して美しく輝くものである。

しかし人間の心の輝きこそが、自分の内に持っている最上の宝珠なのであると。

「太陽は眺めるものではない。光のご馳走なのだ。草木や生物、地球の万物が、太陽を食べて生きている。なんといっても、タダなのがすばらしい」

住職の言う「太陽の光を食べる」とは、まさに太陽エネルギーを身に入れて、体内からの輝きを発することで、太陽は人間のための光彩エネルギーだと言えるんです。

この住職の言葉は、立派な法螺ではあるのですが、同時に大いなる習慣でもあるんです。というのは、法螺も日課にすれば、それが立派なその人の習慣となるんです。

太陽を食べるというエネルギー吸収は、習慣になった場合、その人の生活リズムの第一歩をつかさどるものになります。

この場合、「明」＝「陽」という天からの恵みが、そのまま法螺として吸収され、またその体内から大いなるエネルギーとして発散されるという、プラスの循環を生み出しているんです。

太陽のおいしい食べ方

太陽の食べ方は、まず、太陽に向かうことから始めます。

そして口から息をすべて吐き出してしまいます。腹も背中も何も残らないほど吐き出す。

そして、今度は徐々に鼻から吸い上げていく。

おなかいっぱいに入れて、そのとき、すこし息を止めます。1、2……と数えて、8まで。そうすることで、頭の先から手、腹、足の先まで、太陽のエネルギーがぐるぐると駆け巡ります。

それから、す～っと、静かに、静かに、吐き出す。

これを毎朝、最低5回くり返すんです。

朝の太陽を浴びると時差ぼけが軽減するなど、体のリズムを整えるのに効果があることが医学的には証明されていますが、ここでは浴びるだけではなく、食べる。より太陽の力をいただくことになります！

実際、食べてみると、なんとも言えないおいしい味がするんですよ。私の感覚では、腸の働きがとてもよくなるような気がします。

天気は別に、曇っていてもいい、太陽は変わらず、出ています。雨のときでも、どんな嵐でも、雪でも、太陽は出ている。夜が明けたら、太陽のエネルギーは充満している。太陽のエネルギーは、全地球上を覆っているんですから、だれにでも平等に注がれます。しかも、いくら食べてもタダなのがいいんです。

考えてくださいい。

屋根の上のソーラーシステムも、太陽を食べて発電している。

太陽を食べるほど、健康で頭が明瞭になる。イコール、若返るんです。

政治家で、いちばん喜んで太陽を食べたのは、終戦直後に首相になった吉田茂さんでしょうね。朝、時間を作って食べて、時間がないときは、車の窓を開けて、風とともに食べていました。

「これをしないと、目が覚めない」

と言っていました。

「うめえよ、あれは」

と言っているのを聞いたことがあります。

私は鞍馬寺でやってきましたと言うと、

「俺も鞍馬の住職から聞いたのよ、うめえよ、あれは」

という具合に。

太陽に誓いを立てる

鞍馬寺では、朝、太陽がバーッと光ってくる。

信楽早雲住職が言うには、太陽を食べるとき、自分の将来の目標を太陽に向かって吐きなさいと。

ただ食べるだけでなく、自分の夢、野望といったものを太陽に申告しなさいと言うんです。

「この山を下りたら私はすばらしい金持ちになります」

とか、

「好きな女と一緒になります」

でもよろしい。

しかし、恥ずかしがって小さな声で言おうものなら、住職から思い切り背中を打たれた。大きな声で堂々と太陽に向かって誓わないと意味がないのだと。

太陽は願ったところで叶えてはくれない。

拝んだところで、絶対に助けはしないんです。

太陽に誓いを立てて、これを実践するのが、鞍馬の祈禱の基本になるわけですね。

言い換えてみれば、太陽に向かって大法螺を吹くとでもいうんでしょうか。

『宮本武蔵』執筆を誓った吉川英治

時代小説『宮本武蔵』で有名な吉川英治さんは、私が幼少の頃に、私の実家のお寺に来て泊まっていきました。

そのころ『虚無僧系図』という、江戸のスパイの小説を「冨士」で執筆されていた。

五味康祐と私が、裏にあった大撫山に案内したことがあります。

毎日のように、吉川さんと登りました。

見ていると、なにかブツブツと、天に向かって言っているんですね。

私は子どもですから、

「なんか言ってるな。気味が悪いな、あのおっちゃんは」

というくらいの感想でした。五味も、

「近寄るなよ。何されるかわからんぜ」

と気味悪がる始末。

でも、思えば、吉川さんはこのとき、天に誓いを立てていたんでしょうね。

「私はこれから、日本に確たる時代小説を書きます。どうか一つ、ご覧あれ」

ということを天に誓っていた。

というのは、そのときに『宮本武蔵』の構想が芽生えたのではないかということなんです。

なぜかというと、小説『宮本武蔵』で、山に逃げた少年時代の武蔵が、そこで沢庵和尚につかまるという場面の舞台になった山こそが、あのとき毎日私たちがお伴をした、大撫山だったからです。

後年、五味と私は出征前に、すでに『宮本武蔵』を執筆していて、時代小説家としての確たる地位を築いていた吉川さんを横浜のご自宅に訪ねました。

餅を持参して挨拶すると、ものすごく喜んでくれました。

そして出征する兵士がつける日の丸の腹巻きに、一筆お願いしたんです。

「頑張ってくださいよ。元気で帰っておいで。帰ったらまたいらっしゃい」

と言っていただいて、五味も私もその腹巻きを巻いて戦場に行った。

敗戦後、私は「南西会」を結成し、五味は筆を執りました。

五味が時代小説を書くようになったのは、間違いなく吉川英治さんの影響なんです。

武蔵を扱った『二人の武蔵』は、もちろん本家には及びませんでしたが、一方の雄というべき、柳生家を扱って、五味も作品を残しました。

達磨禅で若くなる

私が戦後、昭和23年に鞍馬寺に入ったときに出会ったのが達磨禅です。6世紀前半にインドから中国に渡った僧・達磨が教えた禅です。

達磨は200歳まで生きたと言われています。それは眉唾かもしれませんが、いろいろな文献や史実を考慮しても、100歳以上、もしかしたら150歳、200歳まで活躍したのではないかと思われる。そこまで長生きした人が日頃やっていたのが、この禅だから、これは寿命を延ばす、いつまでも元気で若々しくいられるのに効果があるに違いありません。

実際、読者の皆さんもやってご覧なさい。じつにすばらしい。

頭がすっきりする。よし、がんばろうと意欲が出て、顔も晴れ晴れする。ひいては若返るんです。

達磨禅というのは、時間の長短に関係ありません。30分でも20分でも構わないんです。上司に叱られた、家族に不幸があったなどの悩みごとを抱えると、どうしてもそのことが頭から離れないで、脳はベータ波の状態になります。落ち着かない、ざわざわした状態ですね。いわば脳が真っ黒な状態です。

これを脳のいい状態——アルファ波にするために、シータ波動を加えて混ぜる。これが達磨禅の極意です。

シータ波動というのは、眠りに入る刹那の安定した波動です。私のようなじいさんが、日向ぼっこしてうとうとするような、あの感覚。そのシータ波動をわざと作って、ベータ波動に足し算する。真っ黒になってクイックに振動しているベータ波の脳に、のんびりした、いまにも眠りに落ちる寸前の、もっとも安定した波動をプラスアルファすることで脳を治すんです。元のすっきりした状態に回復させる。

そのために必要なのは、忘れること。頭の中のもやもやした考えを取り払うことなんです。

では、実際にやってみましょうか。

まずは姿勢が必要になってきます。畳の上に、結跏趺坐で座ります。皆さんも写真などでご覧になったことがあるでしょう。右足の上に左足を載せ、左足の上に右足を載せる、あぐらを面倒くさくしたような座り方です。こうして座ると動けません。どこにも行けない。つまりは座禅に集中できるということなんです。そのためにあえて堅苦しいポーズを取るわけなんです。

もし結跏趺坐ができなかったら、片足だけを組んで、もう片方は添えるだけの半跏趺坐でもけっこうです。

背はまっすぐに伸ばし、へその下の臍下丹田の前で両掌を重ね合わせて上に向ける。丸い玉を手に載せているイメージです。

そして目を閉じてゆっくり息を吐いて、吸ってをくり返し、頭の中を落ち着かせる。脳を空っぽにする。先ほど臍下丹田の前に重ねた手に丸い玉を載せるイメージと言いましたが、玉とはつまり脳。脳の全重量を頭から取り出して、臍下丹田に降ろすようイメージするわけです。

あとは脳からシータ波動が出てくるのをゆっくり待つだけです。

うとうととしてきたらシータ波が出て、ベータ波と混ざってゆきます。ただし、そのまま眠ってしまってはいけない。眠りに落ちる直前、シータ波とベータ波が混ざったときに、ぱっと目を見開く。

これで脳はリセットされる。もやもやが抜けて、本来の自分に戻れるというわけです。

はじめての人は混ざるまでに30分くらいかかるでしょう。でも、慣れることで時間は縮められる。私は10分もやると、「あ、混ざったな」となります。

信楽早雲住職は、お堂の中を歩きながら達磨禅をやっていた。そして5分も経たないうちに、「あ、できた」と。

慣れると、わざわざ結跏趺坐で座らなくても、歩きながらでもできるんですね。達磨禅をやった直後の住職は、顔色から肌つやまでなにもかも変わった。若返って見えました。

私が鞍馬寺にいたとき、悩みを抱えた多くの人が達磨禅をしにやって来ました。

仕事で失敗した人も多かったようです。

けれど、失敗は失敗。ちょっと反省して、あとは忘れてしまえばいい。いつまでもそんなことで悩んでいるんじゃねえよ！　と。放っておいたらいつまでも頭の中に失敗のもやもやが残るので、脳をからっぽにするために、頭から臍下丹田に降ろす。

これが達磨禅のポイントです。

力道山流「鏡を見て自分に笑う」

昭和29年、シャープ兄弟との対決でプロレスデビューした力道山は、敗戦のショックが色濃く残る我々日本人の心に明かりを灯した、国民のヒーローでした。

街角テレビに群がる老若男女は、アメリカ人選手の攻撃に耐えに耐え、最後に空手チョップでなぎ倒す雄姿に勇気づけられました。

しかし、試合でやっとの思いで勝っても、力道山がリングの上で笑っているのを、見たことがない。不思議だなと思っていたのです。

その力道山が、私の発明がもとでできたナショナルの電気炊飯器の宣伝キャラクターとして起用されたので、ある日私はお会いすることになりました。

そこでたずねたんです。

「あなたは勝っても、いつも勝者としての笑顔が見えない気がするのですが……」

すると、彼はこう答えました。

「私は朝鮮人なんです。笑っちゃいけない哀しい癖がついてしまったんです――」

ご存じのように、彼は大相撲出身です。

相撲で勝って、笑ったときに、尊敬していた日本人の先輩力士に殴られて、「朝鮮人のくせに笑うな」と言われたと。

親からも、「日本人に白い歯を見せてはいけない」と言われて育てられたのだそうです。

そして私に、こう言って下を向きました。

「哀しい習性です……」

私はこう言いました。

「なんということをおっしゃるのです。あなたは戦争に敗れた日本人の英雄なんですよ」

すると、努めて明るく、力道山は次のように言いました。

「だから、私は毎朝、鏡に向かって笑いかけています。そして励まして、ほめてやるんですよ」

私は感極まって彼に手を差し出しました。

私はいつの間にか涙していて、その涙がしばらく止まらなかったのを覚えています。

さて、力道山が「鏡の前で笑いかけ、励ます」ことを日課にしていたと書きましたが、これは、まさに「若返り」への必須項目です。

自分で笑い励ますときには、ほめるんです。笑いながら、自分を称える。

「おお、いい顔してるじゃないか」

「うん、どんどんいい顔になってるぞ」

と、とにかく自分をほめ、顔をほめ称えることです。声に出して、自分で自分をほめるという癖をまずつける。

恥ずかしいことではありませんよ。自分に笑いかけられない人は、人に会っても笑えないんです。

これは、覚えておいてください。

まず、自分に笑う癖をつける。ニッコリでも、ニタッでもいいんです。自分に向かって笑える人ほど、愛想笑いもできるものです。

力道山のように、いちばん苦しいことは、自分にしかわからないものです。

人間みんな、表面的には、苦悩を隠しているもの。自分一人でそれを抱え、抱えたままだと「暗」に支配されて行く。それは、何度も申し上げている通り、ネガティブのスパイラルにはまることでもあり、そんな状態の人には、「明」＝「ポジティブ」のオーラは振り向いてくれません。

そんなとき、この「鏡に向かって笑う」ことが、「明」に向かう突破口になるのです。人間の最高の快感は、腹の底から「自分に」笑ったときだと断言できます。

「おお、してやったり」

という感情。

電車に乗っても、思わず「ニタニタ」と笑えるような瞬間というのが、本当の快感。

この練習——もしくは予行演習——が、毎日くり返されることで、明らかに身も心も「明」へと転化していく。

「明」のスパイラルの先に待っているものとは、すなわち「若返り」なのです。

調子の悪いとき、苦しいときは、自分でしか笑えないんです。だから、自分が自分に、笑って元気づけてあげるんです。

「おぬし、よくやってるじゃないか。すごいじゃないか！」

と、おだてることです。そして、

「おまえならできる！」

と言ってあげることです。

しつけを身につけ、凛とする

朝倉千恵子さんは、女性のたしなみを教えている先生です。

歩き方、座り方、立ち方、朝の挨拶、上司へのものの言い方、声の大きさなど、日常生活のあらゆるしつけを徹底的に教えた人。いまもあちこちで活躍されているので、ご存じの方も多いでしょう。

たとえば、名刺ひとつ渡すにも、下を向くんじゃない、相手の目を見て「笑え」と。

かつて、富士の裾野に新入社員を集めて、怒鳴ったり、しごいたりして研修する有名企業がありましたね。

その、しごきを任されて注目されたのが、彼女です。

一時は山にこもってまでやりましたが、新入社員の男女が30日ほどの合宿をするんです。あるときは駅で、大声を張り上げてみたり、「おはようございま〜す」と笑顔で言ってみたり……。

一流企業ですから、研修生は慶應や東大を出たエリートが多いんです。彼らも最初は、「なんだ、こんなもの」と高をくくっているんですが、手厳しい合宿訓練に耐え抜くと、最終日には感激のあまり、涙を流すんですね。

朝倉さんに最初に会った頃、彼女はその指導を学生を対象にした就職セミナーとして、都内でくり広げようとしていた。

最初は帝国ホテルで開催していたんですが、手狭になったので、東京駅の丸ビルに移ったんです。それが一流企業への登竜門のような役割を担うようになって、朝倉さんも有名になった。いまではビジネスマナー、新人教育のスペシャリストとして、会社を経営しています。

この、厳しいしつけこそ、

「若返りの秘訣だ」

というのが、彼女の言い分です。

若い女性が会社に入って２〜３年もすれば、緊張感がゆるんで一気に老けこんでしまう。それは、人材の持ち腐れです。だから、最初からしつけをやり直す。

姿勢、立ち居振る舞い、発声……すべて見直すと、人間がどんどん若返ってくるんです。

いつも背筋が伸びている。歩くときは膝を曲げずに堂々と歩く。それだけでも若く見えるでしょう。

椅子に座るときに「よいしょ」と言うようでは、もうおしまいですよ。

モーツァルトは若返りの応援歌

「モーツァルトを聴け。モーツァルトを聴けば、年をとらない――」

これは五味康祐の言葉です。五味はクラシックやオーディオにも特にくわしく、音楽評論家としての面を持っていたから、これは説得力がある。

人々の魂を鼓舞するには、ベートーベンの第五の音律がいいと言っていましたが、若くなるには断然モーツァルトがいいのだそうです。

モーツァルトの楽曲は、脳の中に風が吹き渡るような、つねにハッピーなオーラを持つ音律です。

されば、いつまでも若くいられると――。

モーツァルトの「セレナード第13番第1楽章」は、超高速の音律で我々の「脳内シナプス」に届き、若さへの希求を促し続ける役割を持っています。

若人をたたえるこの楽曲は、若人のみならず、年老いた人間も若返らせる。

つねに「若くあれ」と背中を押してくれるのが、モーツァルトの楽曲なんです。

若返るために聴くのはモーツァルトがよく、挫折したときに立ち直るためには、ベートーベンを聴けばよいでしょう。

これが五味康祐による太鼓判です。

勝負事は脳の錬磨である

もう一つ脳を若々しくさせるのに効果的なことは、囲碁や将棋、麻雀などの勝負事です。

将棋が流行したのは、明治時代末期から大正時代初期のこと。大阪・船場の商人連中のあいだで、かけひきの訓練としてさかんに指されたんです。

一方、囲碁は、戦国武将たちの戦略シミュレーションとして定着したものです。

ただ、勝負事のなかで考えられる最高のものは、私は麻雀ではないかと考えています。

死して久しいものの、その麻雀教室がいまだに継承されているのが、五味康祐という男。

かつて私は、その従兄弟である五味と組んで、どれだけ麻雀で儲けたかわからない。

当時の大映の永田雅一社長から、五味のところに電話が入るようになっていました。

「これから、鶴田浩二と高田浩吉がそちらに向かいますから、よろしく願います」

当時、五味と私が組んで、麻雀で相手が勝ったことは一度もありませんでした。その腕の噂を、俳優たちは社長から聞いていて、勝負を挑んでくるんですね。鶴田浩二さんも高田浩吉さんも、目を血走らせてやってきたものです。いずれも当時を代表する花形スターですよ、彼らは。それが、入ったばかりのギャラを懐に、勢い勇んでやってくる。

ところが、我々にしてみれば、彼らの動きを読むのなんて、お手の物なんです。私が研究していた観相学を五味も学んでいた。だから相手の表情を観るだけで、どんな手を持っているのか一目瞭然なんです。

しかも、かの名優たちにしても、いやむしろ、名優であればあるほど、こういった勝負に没頭してしまえば、ふだんのポーカーフェイスなど消えてしまう。

一挙手一投足、眼の色でなにを打ってくるかわかるから、赤子の手をひねるようなものだったんです。

そうして丸裸にして、帰す。

彼らが置いていった大枚は、社長のところに分配する、もちろん、上前をはねてね。

なんのことはない、これは、永田社長が我々に持ちかけて、仕組まれたものだった。

最初に永田さんから電話が来た時点で、彼らがいくら持参してくるかわかっていたんです。

永田さんからしてみれば、多額のギャラを払ったとみせかけて、我々のところで散財させて、翌朝にはキッチリ回収に来る。

うまいことやったもんでした。

究極の脳の活性化は「発明」にあり

私が出会った大物たちの、若さにまつわる話をしてきましたが、ここでは私の経験をご披露しましょう。

発明です。

私は松下電器（現パナソニック）の創業者の松下幸之助さんとの縁で、東京工業大学に聴講入学して科学を学び、昭和28年からはドイツに3年間留学して産業技術を会得しました。とはいうものの、いまで言う産業スパイです。紺の作務衣に袴、輪袈裟がけという禅僧の姿でメルセデス・ベンツや刃物の一大生産地であるゾーリンゲン地方の工場を訪ね、合掌するふりをして掌にはさんだ超小型のミノックスのカメラで、あらゆるものを撮った。もちろん撮影禁止と書かれたところでもかまいやしません。

そうやって撮りためた写真を、留学後に松下さんにお持ちすると、

「苦心の盗み撮りやなあ。ここまで潜りこんだ調査はなかなかでけん」

とほめてくれました。

でも、先端技術の工場を見学（スパイ？）するうちに、自分でもなにか新しいものを作ってみたくてしょうがなくなった。それで発明を目指すことになったのです。これまでに電気炊飯器や8ミリトーキー映写機、小型の消火器からチェーンソー（電動草刈り機）、豆乳からグリコのおまけの数々、そして牛乳瓶の紙の蓋に至るまで、あらゆるものを発明してきました。その数、百点以上、自称・日本一の発明屋でもあります。

最近、ある会社とタイアップして、女性を主体とした発明教室を開きたいと呼びかけましたところ、その説明会に会場に隙もないほどいっぱい人がお出でになりました。

発明というのは、非常に新鮮な頭を使うことができるわけです。

古い頭では、ものの発明は考えられない。

常に新しい発想を手繰り寄せるのが、発明ですからね。おもしろいから、歳をとりません。脳が活性化されて、頭も顔も若々しくなりますよ。

発明の醍醐味は、宝くじを買う必要がなくなるということ。宝くじよりも効率がいいんですよ、自分の頭を使うほうが確実と思いこむことです。

宝くじは人任せ＝他力ですよね。ものを発明するというのは、自分の脳の力＝自力です。それが下手をすると――上手をすると、とは言わないものですね、なぜか――それこそ何千万円、ことによっては何億という報酬をもたらす、すばらしい発明となる可能性もあるわけです。

というわけで、世の習いごとのなかで、もっとも面白いと思えるものとは、すなわち発明であります。

なにより発明は、快感を手に入れられます。名誉と快感です。その快感とは、銭です。

我々が夢見たのは、一攫千金でした。

最初は誰しも、世のため人のためと善行を考える。これは金科玉条で、スタートラインはみな、そこからの「よーいドン」であるべきです。

しかし、峠を越え、最終コーナーを通り過ぎようとするあたりから、突然、スピードは落ちて、勢いがそがれます。なかなかいいアイディアが思い浮かばない。

それでも、もう一息だ！　と最後に背中を押してくれるもの、それは、目の前にぶら下がっている札束なんです。

その時期に人間の差を分けるのは、単純に、

「なんぼ儲かるか――」

これに尽きるんです。

だからこそ、寝ても覚めても、その発明の、作品のことばかりに一意専心できる。ええ、世のため人のためなんて、最後に力を振り絞るモチベーションになんかなりっこないんです。

最後は自分、自分が財産を持つこと、それにより家族が幸せをつかむこと、そして、最後に世の中のために――と、この順番が、最後に勝利をつかむ鉄則だと、私は考えます。

日本人には優れた「頭」がある

最近では、ご存じのようにボーイング社などの飛行機のボディには、炭素繊維強化樹脂が使用されている。

炭素繊維強化樹脂は、日本の中小企業がたまたま発明したのをもとに改良が加えられ完成したと言われています。これがいままでは、飛行機のボディに使用されるまでになったのです。だから、いまや飛行機のボディは、アルミニウムよりも軽くなった。

それから、アルミは溶接できませんから、鋲を打たないといけない。

ところが、炭素繊維強化樹脂は布ですから、ひとつの形を決めて、ひとつのアングルの上に敷き詰めて、そこにトントントンと接着剤と鋲《びょう》を打てば、アルミニウムの重量の４分の１ですむんです。そして、いったん固まったものは雨ざらしになろうと、アルミより強い。軽くて強い＝何のメリットがあるのかというと、燃料が激減する。

それで再建のためにＪＡＬの会長に就任した稲盛和夫さんは、助かったんです。

稲盛さんっていうのは、運のいい方ですね。再建を引き受けたものの、前の通りの航空運賃だったら、こうはいかなかったでしょう。それが、ものすごく原価が安くなったものだから……以前と同額で旅客を集めて……あっというまに儲かったというわけです。

ですから、この炭素繊維強化樹脂とは大変な発明で、日本が世界になかったものを発信したという功績になるんですが、じつは偶然の発明だったんです。

これを発明した職人さんに、今後もしかしたらノーベル賞がくるかもしれない。

考えてみると、日本人でノーベル賞を受賞した先生方は、「偶然の発見」が多いんです。失敗したけれど、その失敗の仕方がよかったんですね。

今回の失敗が、次回の克服テーマであり、すばらしいものに変換しえているんです。炭素繊維強化樹脂は、現在のところ飛行機のボディに利用されていますが、いずれ、世界の戦闘機が軒並み採用するでしょう。この軽さであれば、無人飛行の戦闘機に使用されるかもしれない。飛行機に乗って死ぬということが、なくなるかもしれない。

さらに、自動車のボディもこれになります。非常に軽量で、驚くほどの低燃費を実現するでしょうね。ＨＯＮＤＡでは、すでにスクーターにこれを採用しようとしています。

これが、メイド・イン・ジャパンの開発品として、大手の繊維会社から発信されることになります。

いま、日本人は悲観することないんです。

日本人には、優れた「頭」がある。

私が、日本経済は絶対に沈まないと見ているのは、中小企業を含めた「日本の技術屋」に「物の考え方」のうまさがあるからです。

これは、まさに「必要は発明の母」です。

発明ごころは若さへの妄想

なにか足りない——。

つねにこの心を持つところから、発明への一歩が始まります。

かつて柳家金語楼という落語家がいました。彼も発明が好きでね、次から次に、バカみたいなものを発明する。

「どうですか先生、これ、見てくれませんか」

と持ってくるんですね。

私も、「こんなものダメだよ」とは言えないしね。まあ、彼もよく頑張りました。

「あなたね、世のため人のためとおっしゃるけど、それじゃ発明なんてできません。なんで自分のためと思わないんですか。そうじゃないといいものはできませんよ」

と私は言った。

そんな彼が、発明で成功したものがあります。頭にかぶる帽子型の傘でした。野球を観戦しているときに、雨が降り出した。でも、傘は持っていても人の邪魔になる。そこで思いついたのが、ひさしがあるもの。

「初めて売れました！」

と勢い勇んでくるから、

「最後まで世のため人のためにに考えたんですか？」

と聞いたら、

「いやあ、先生に言われたから、私、自分のためにやりました」

と言います。

「発明に熱中して、家まで売った。これを世に出さないと、私、自殺ものです」

と。まあ、私の言いたいことがわかってもらえてよかったですね。このほかにも彼は、運動会で使うリバーシブルの紅白帽子や、爪楊枝の頭の部分を折れるようにして爪楊枝置きとして使える発明をしました。

とにかく、「発明」というものは、誰の心も若くする。なぜかというと、「金と名誉」の両方が手に入るからです。

私のところを訪れる人のほとんどが、最初は「世間のお役に立てると思います」と言ってくる。でも、私が言うのは、終始、

「あなたのお金になるものを作りなさい」

です。自分のため、自分が生きるための欲望こそ、エネルギーを生み出していくんです。

私は、松下電器の中央研究所にいた時代、いつも周りにこう言っていました。

「松下電器のために作るのではないんです、自分のアイディアが金になるために作る。そうでないと発明なんかできません」

それを聞いた松下幸之助さんは、「そうだ、そうだ」と。

「社長、気がついていらっしゃったんですか？」

「うん、俺でもそう言う。会社のためなんかで力が入るかい？　自分のためだと思うから、人間は力が入るんだよ」

さすがに松下さんだなと私は思いました。

松下さんは、ソケット一つから劇場の舞台装置をつくり上げた人です。

1本のコードに1個のランプしか明かりがつかないのをみて、この非効率にあきれた。一つの線にソケットをたくさんつけたら、そして1本の線を太くしたら、10個やそこらのライトはつけられるんじゃないか。そう考えたのが彼の発想です。それがエポックメイキングとなって、どんどんと広まっていった。

ほかにもいろいろな発明をしました。自転車を走らせて、自家発電でライトがつくという装置を考えたのも松下さんです。

一度、舞台を燃やしてしまったことがあるんですね。細いコードにたくさんランプをつければ、ショートして燃えてしまう。それで劇場の舞台が燃えてしまって、ちょっとした事件を起こしたことがありました。そこでへこまなかったところが、彼のすばらしさです。

母への思いで電気炊飯器を発明

発明なんていうものは、一つ二つのアイディアを後生大事にして磨いていたって、いつまでたってもできっこないものです。発明とはバリエーション。手を替え品を替えという、流れを作れるくらいのレパートリーが必要なんです。

一日一つ、考えることが大事。それくらいしつこく考えないといけないんです。

両手で数え切れないくらいの数を考えて、時代性やいろんな要素を鑑みて、取捨選択していきます。そこから残すものは、たった一つです。

「もう、なんにも出てこないなあ」

と、自分では考え尽くした、万策尽き果てたと思うところから、もう一歩、踏み出せたときに、発明は生まれます。私も、そういう心境になったときに、目が行ったのは台所でした。

そのとき発明して特許を取ったのが、牛乳瓶の紙の蓋です。

松下電器の電気炊飯器を発明したのも、私です。

幼いころ、4歳くらいの記憶ですかね、明け方、小便にいく癖がありました。家族はみんな寝ているのに、その真っ暗な時分に、母親だけが起きて飯を炊いているんです。薪を持って、お湯を沸かしている。子ども心に、

「かわいそうに。なんでお婆さんが手伝ってくれないんだろう……」

と思いました。

蒲団に戻っても、寝つけません。だから母親のところに行って、手伝ったものです。

そして、母にこう言っていました。

「お母さん、僕が大人になったらね、ご飯もみそ汁も一発で炊ける、電気のお釜を発明するから、それまで我慢してね」

母は、すこし嬉しそうにして、

「そうかい。おまえが大人になるのを楽しみに待っているよ」

と、頭を撫でてくれたものです。

後に、ドイツ留学のお土産に松下電器で初の電気炊飯器を発明して、松下幸之助賞をいただきました。33歳のときのことです。

松下さんはその贈呈式で、こうおっしゃいました。

「製造品の第1号は、君のお母さんに贈呈する」

役員、社員たちの面前でしたが、私はあふれ出るものを抑えることができませんでした。

それから約1ヵ月後、私は製品を持って母を訪ねました。

母は、私が4歳のころのあの優しい面持ちで、微笑んでいました、仏壇の遺影から。

第3章

いつも若々しい人が心がけている「脳内習慣」

中年男よ、趣味を持て！

発明が大好きなものですから、つい熱くなって長々と語ってしまいました。

ここからは若返りに役立つであろう具体的な方法を述べてみたいと思います。

2012年に、ある調査機関が男女別の趣味の比較をしました。

非常に面白かったのは、「映画鑑賞」の項目では、女性が「はい」と答えたのは52パーセント、男性は39パーセントで、女性のほうが圧倒的に多い。

CDなどの「音楽鑑賞」でも女性は72パーセント、男性は64パーセント。

動植物園、水族館などの「見物」は、女性は45パーセント、男性は40パーセント。

趣味としての「読書」は、女性は60パーセント、男性は43パーセント。

趣味としての「写真撮影」は、女性は45パーセント、男性は42パーセント。

この結果を見ると、ほとんど男性が低いというのがわかります。唯一男性が多かったのが「パチンコ」で、「カラオケ」は、男女比が同じでした。

私はそれが、現代を表しているような気がしてならないんです。

読書においては、男性はハウツーものばかり読んで、文学とか、長たらしいものは嫌いなんでしょうね。

本屋さんに並んでも、せいぜい2週間で消えてなくなるというような本ばかり読んで、グローバル・スタンダードとしても読んでおかなければいけないような本には目を向けない。そういうものを紹介する人が少ないのか、「これだけは読んでおけよ！」という先生もいないのか。

昔は、技術畑であろうとなんだろうと、「むやみやたら」というくらい本は読んだものでした。本を読んでいなければ、街に出られなかったというくらい。

だから「若者よ、書を捨て街に出よ」という逆説的な流行語が生まれたんです。

当時は「慶應のやつだけは、うんと本を読んでいやがる」と言ったもので、慶應義塾大学の学生は、お小遣いがたくさんあったから、本を買うことができた。

それくらい、本はうらやましい対象であるし、また必須のものだったんです。

それから、かつては女の人がカメラを持って写真を撮るなんてことは、ほとんどなかったんですが、いまはカメラつき携帯電話が普及して、誰でもキレイに写真を撮ることができるようになりました。

女性が社会進出して久しい中、いままでは「草食男子」「肉食女子」なんていうように、女性がいろいろなものに貪欲にタッチし、趣味も飛躍的に広げたんですね。

身も心も若くて元気なのは女性ばかりというと、寂しい限りですので、ここは世の男性諸氏が、奮闘しなければいけません。

カラオケは白髪を黒くする⁉

歌は世につれ、世は歌につれ――。

誰しもがなつかしのメロディとともに、若いときの甘酸っぱい想い出や、苦い経験を思い出すことでしょう。

そう、いまや〝日本発のコミュニケーション・ツール〟として、欧米でも注目されているカラオケは「若返り」に大いなる効果を発揮します。たとえ彼と彼女の頭に、白髪がちらついていても、若き日の想いがひとたび蘇れば、髪も黒々としてきます。

「自分が自分にしびれる」という若さへの感動は、漢方薬的な効果をもたらすんです。

脳が若返れば、白髪が抜け替わり、今度は黒い毛が生えるということが、実際にあるんですよ。

脳細胞とは、奥に行けば行くほど若い。

毛髪は、植物が葉をつけるように、上へ上へと生えていきますが、加齢とともに色素の生成が追いつかなくなって、上まで上がれなくなる。

だから白くなるんです。

そこで脳の奥から若返ってしまえば、ロマンスを蘇らせれば、脳が活性化するのだという理論です。

脳を活発にすれば、毛髪の色素も活発になる。

脳のあらゆる機能を活発化させるために、「過去を振り返る」「過去の心情に戻る」という行為があり、それが「過去の脳を復活させる」んです。

これによって、白髪まで黒くなる人がいるんです。

若いときの思い出の歌を異性と一緒に歌う。それにより自分の脳内をリフレッシュさせることで、それが最大の薬となり、内から若返らせていくんです。

それが、カラオケの効能なんです。

私は……というと、小学校1年生のときに女教師から「音痴」と言われました。

意味がわからず、帰宅して父に問うと、

「もう歌だけはあきらめろ」

こんなことだから、これまでに歌ったのは、軍歌くらいのものでしたから、カラオケも、生まれてこの方、歌ったことがないんです……。

社交ダンスは老いの歳戻し

映画『Ｓｈａｌｌ　ｗｅ　ダンス？』や、テレビのバラエティ番組で特集されたことで、社交ダンスのブームが再燃しました。

もともと、社交ダンスが一気に流行ったのは、戦後のことです。ちょっとした都会にはダンスレッスン場。小さな町でも、レッスン場がありました。

私の知る有名ブランドの社長夫人は、いまも週に1回はアルゼンチンタンゴを習い、若い男性に絡まれて踊ることを生き甲斐にしています。

ところがどうやらタンゴを習うというより、若い男に触れ、抱きに行くというような気が……。それでもいいんです。ダンスはリズム感が養えるし、姿勢も良くなる。運動としての効果はもちろん、パートナーと手と手を取り合い、腰に手を回しというスキンシップがなによりいい。男は髪型やひげの手入れ、服装などの外見にも気を遣うようになるし、大会などがあろうものなら、二人して一つの目標に突き進むことで、親近感も夢も育めます。

これは若くなりますよ。

たしかに社長夫人は、実年齢よりも軽く10歳は若く見えるんです。

絵は観るだけでも効く

趣味に「絵」を持つ人は多くいると思いますが、なにも自分で描くだけでなく、多くの名画を鑑賞するということも、同等に重要なことなんです。

デッサンや構図に感心してもいいし、色彩の美しさに見とれてもいい。あるいは描かれた人物を見て「この人はどんな人間なのだろう」と、想像力を膨らませて観るのも楽しいものです。

その鑑賞する目と脳をつくりあげることが、すなわち脳が活性化して、若返る力につながります。

ほかにも、俳句、短歌、自由詩、川柳……。

これは、絵を描くということよりも、すこしハードルが低いのかもしれません。

とにかく、短歌であれ川柳であれ、作ること、トライしてみることです。

また、文学とか文章を読み分けることや、工芸品に触れることも、脳を「若返らせる」とても重要なことです。

重要なのは、どんな趣味でも結構なのですが、「見てみる」「トライしてみる」という癖、積極性をつけることです。

一つのことに向かうその姿勢が、別のことに向かうときも、生きてきます。一方向への積極性は、多方面への積極性を生むのです。つまり、一事が万事ということなんです。

男子、厨房に入らず、とはもはや死語となったような昨今の世の中です。「料理教室」などの習い事には積極的に参加しましょう。これは、なにより多面的で実用価値が高い。新たな出会いのチャンスも、これでグンと広がるんですね。

文化的なサークルでは、俳句から、哲学なんていうのも、知的価値のアップを図ることができるし、モテますよ。

デパートを散歩して、女子と戯れる

東京・銀座の街をぶらり歩く。

下町の繁華街を散歩するときに感じる風情とはまた違った、格調というものがここにはあります。

私の銀座歩きは、デパートに行くことに決めているんです。

今日はここ、明日はそこと、日ごとに違うデパートに寄って、その全階を歩いてまわる。それはもう、立派な運動ですね。ショーケースの中を覗きながら歩くと、楽しいものですよ、飽きない。

たとえどんなすばらしい風景でも、何十回と歩いているうちに飽きはきます。大自然の景観は立派だけれど、飽きることは飽きる。それに比べて飽きないのが、デパート。各店舗、並べる品物が１週間ごとに変わってくる。それを見ていれば、世の中の動きがわかるというものなんですね。

また、私は発明をしていますから、

「ああ、こういう商品が出てきたのか、いったい誰が考え、作ったのだろうか」

トレンドのこと、経済のこと……あれこれ思惑は巡ります。

地下の和洋菓子・惣菜フロアに顔を出せば、だいぶ年寄りにはなったけれど、みんな私を「藤木相元」だと知ってくれている。だから、私はみなさんの顔を見てあげることにしています。

「今日はなかなかいいお顔をしているね」

「ううん、ちょっとどうかしたの、失恋でもしたの？」

と言って回る。するとね、

「先生、これ召し上がっていってください」

って。

けっこうお腹いっぱいになるんですよ。女性スタッフが、もちろん一人や二人じゃないですからね。女の子からおばちゃんまで。

あれだけの女性が集まっているところは、デパートをおいてめったにない。女性と酒を飲む飲食店はあっても、そんなところ、大したことないんです。デパートのフロアはそれよりもリアルです。女性が、生活をかけて働いているんです。逆説的な言い方に聞こえるかもしれませんが、根を下ろした女性たちのリアリズムが、かえってデパートから見えてくるんですね。

この刺激は「老人」の散歩道としては最高ですよ。

銀座を歩くこと、浅草を歩くこと、下町を……、街にはそれぞれに個性があります。

でも、皆さん、一度どうでしょう、デパートを歩いてみては？

デパートほどアイディアの役に立つところはないし、世の中から遅れないですよ。

ここで言いたいのは、ちゃんと見るべきものがあるし、自分の中の「若さ」をくすぐるためにも、デパート歩きはあるんだよということです。

あえて満員電車に乗る

お笑いの殿堂・吉本興業創立の立役者である吉本せいさんにも、若い頃はずいぶんとかわいがってもらいました。

〝おせいさん〟は戦後、進駐軍用のキャバレー「グランド京都」をオープンさせましたが、女の子たちがGIたちを怖がって集まらないと嘆いていました。キャバレーでは親切そうに振る舞い、「送っていくよ」と言っても、いざ女の子を車に乗せたら「送り狼」に変身し、被害を受ける女の子が多いのだと。

その警備を「南西会」が引き受けることにしたんです。見る見るうちにトラブルは減りました。それですっかり信頼されて、おせいさんからは本当にいろいろなことを教えていただきました。

「これからの興行は笑いと映画や。戦争でな、長い間泣いてきた国民に、これからは十分に笑ってもらうんや。それが吉本やがな」

「これから映画は芸術になるで。映画の時代が来るんや」

などなどと。

このとき熱っぽく吐いた言葉（あるいは法螺）が、いまの「大吉本」のイデオロギーとなったのでしょう。

また、おせいさんは世の中の動きに敏感でした。

本社のある難波から京都の「南西会」の本部に来るときも、けっして自動車は使わずに、満員電車に揺られてきました。移動中は大衆の顔を見、会話を聞くことは忘れない。それによって新しいニーズを見つけ、若者がなにを考えているかがわかるのだと、年若い私に商売のコツを伝授してくれたものです。

年長者も隠居とか言って家にこもらないで、どんどん電車に乗って若者たちの顔を見、話を聞いて、時代とともに歩んでほしいと思います。

まあ、いまの若者たちはスマホにばかり夢中になって、電車内での会話があまり聞こえなくなってしまいましたが、それも一つの時代の鏡ということでしょうか。

テレビは意識的に観る

本を読む、テレビを観る、新聞を読む……日頃の習慣として無意識のうちに行っている人がほとんどでしょう。

しかし、それをあえて、１ヵ月のスケジュールにして実践するという方法があります。

・本を読む
・テレビを観る
・新聞を読む
・演劇を観る
・高座を聞く
・意見を交わす
・討論を交わす

これらをスケジュール帳に、割り振ることから始めましょう。

ジャーナリストで作家の大宅壮一さんには、学生時代からよくご一緒させてもらったものです。

10人ほどでついていくと洋食屋さんに入り、彼だけ堂々とカレーライスを注文して、あとの私たち学生には、

「君たちはライスだけ取ってあげるから、ソースでもかけて食べなさい。ソースライスだよ」

と。でもね、戦時中の学生時代から戦後の混乱期にかけては、ご飯だけでもありがたいのに、ソースをかけることができるなんて、それだけで十分だったんです。ソースをかけるだけで「洋食」と呼んだんですから。

大宅さんが言うには、

「私も長いあいだ、そうして食べてきたんだ」

と。その大宅さんが、テレビに関しては手厳しい言い方をしていました。

「あれは国民を馬鹿にするものだ。一億総白痴化の時代がやってくる」

しかし実際、テレビは違いましたね。視聴者に喜怒哀楽という感情を持たせるものだった。

ドラマのヒロインの悲しい表情が映し出されるとき、ヒーローが怒りのあまり拳をふるわせるとき……視聴者も思わず心が揺り動かされている。山の上で一人生活している年寄りでも、テレビによって喜怒哀楽が味わえるわけですよ。

いまの国会だって中継を観ていれば、怒りがわいてくるでしょう。ですから、テレビに関しては、大宅さんの予測を覆したんですね。

おおいに笑い、怒り、そして泣くことは脳を活性化させます。テレビは人生の武器と言ってもいいでしょうな。

それから、脳の体操としての読書を忘れてはいけない。

新聞を読む、演劇、高座、意見を、討論を交わす……これを意識的に組み込んで、1ヵ月のサイクルをつくってみてはどうですかというのが、私の提案です。

サプリメントとプラシーボ効果

栄養補助食品——つまり「サプリメント」とは、アメリカ合衆国の食品区分のひとつで、不足しがちなビタミン、ミネラルやアミノ酸などの栄養・健康を補助する食品のことです。

日本では1990年ごろから、国民の健康意識の高まりやテレビでの紹介で、サプリメントの認識は高まった。

国の政策としても、予防医療を進める一環で法整備や規制緩和が行われたんです。結果、やはり日本人にも健康維持の意識が高まり、一大マーケットとなりました。ところが、いま、何社あるかわからないほど、この市場は賑わっているけれど、これが本当にどこまでの効果をもたらすものなのかは、消費者から疑問が当然出ますよね。

実際、その人が飲んでみて、継続してみて、脳が薬効を吸収できるかどうかというのが、大きいんです。

そのサプリメントの効果をあらかじめ、脳に訴えないといけないんです。

つまり、薬品の効能は、脳が整理しているということなんです。

誰かが、

「こんなものは、効くわけがない」

と思って飲んでいるとしたら、最初から体が取り入れようとしていないことと同じ。

説明を読んで、効能を素直に受け入れる人と、いくら読んでも猜疑心で受け入れない人との違いがあるわけです。

プラシーボ効果と同じことなのですが、「効能がある」ということを、自分で取り入れなければ、「プラシーボ」にはならないんです。

何が言いたいのかというとですね、目の前にあるサプリメントが本当に必要なのであれば、答えは一つ、

「ありがとうございます。飲ませていただきます！」

と信じこんで、飲みつづけたときに、効能が表れるんです。

ダイエットの栄養補助食品がテレビ・ショッピングなどでよく紹介されますね。どれを選んだらいいのか、みな似たようなものばかりで、被験者のダイエット効果はすごくて、迷いますね。でも、どれを選択したところで、重要なのは受け入れる消費者の、あなたの脳がどういう状態であるのかということなんです。

それはお茶でも同じ。

「よく眠れる」「眼が覚めてスッキリする」

など、謳い文句は様々ですが、まあ、ひねりのないネーミングですが、仮に「眠り茶」という名称の商品があったとする。これを受け入れる側が、

「これを飲めばよく眠れるんだ、すごいな」

と脳で認知した時点で、眠れる一助となる。

あるいは、ガンと診断された人が、なんとしても自分は生きつづけたいと願い、ガンに効能があるとされる、ヘビから抽出された成分が含まれるサプリメントを口にする。

そのとき、

「これで俺は復活できる、ありがとう」

と思い、服用を始めた時点で、初めて効果が期待できるというものなんです。

私がここで言っているのは、そのサプリメントが効くか、効かないか、ではなく、受け入れる側の脳によって、受け入れる側が期待する体の変化が表れるかどうかの最初の一歩が決まるということなんです。

「あなたはこのサプリ、飲みますか?」

と問われれば、

「飲むでしょ!」

と答え、

「いつ飲むんですか?」

と聞かれれば、

「いまでしょ!」

と即答できる人は、それですでに、脳が受け入れるという最初のハードルを突破しているんです。

どこかの予備校の先生みたいになってきたので、このあたりまでにしておきます。

「若くなる飲み物」の効き目

さて、サプリメントに関してはもう一つ、二つ。

いまから20年以上前に「頭の良くなる薬」というのが出現して話題になりました。

ほかにも、「力の出る薬」も出たし、ありとあらゆるキャッチフレーズのものが出回りましたが、最近では「若くなる飲み物」というものが出ました。

話を聞いてみると、沖縄で泡盛をつくるときにビンに残るもののなかに、若返るための物質が含まれているのだという。

沖縄の会社がそれを商品化して流行らせようとしたんですが、たまたま社長が私と懇意でしたので、一つ持って来てくれたんです。

しばらく飲んでみましたが……ちっとも若くならないんですね。

まあ、私が「若くならない」と思った時点で、脳は、飲むのは「いまでしょ！」とは認識していないんですね。

なんでそうなってしまったかというと、やはり沖縄戦を思い出すからです。人間魚雷に乗りこんで還らぬ突撃をする前に、隊員たちのあいだで酌み交わされたのが、泡盛の盃でした。

「よし、行こうじゃないか！」

「運命のときが来たんだ！」

と意を決して乗りこむ。

しかし、エンジンがかかるとブルッと震えるんですね。

部下の手前、

「運命のときだ」

と強がっているのは、まあ、一種の法螺なんですが、こんなギリギリのやり取りのなかで交わしたのが泡盛だったものですから、

「それを〝若返り〟なんて使われたって、困るよ」

という思いから、私の脳は受け入れなかったのでしょう。

それから、こんなこともありました。

パキスタンのフンザで、長期の年月をかけて熟成させた強精茶の新製品が、なんでも超高級品だというんです。というのは、その茶を摘むには険しい山の中に入らなければならない。勇気のある青年でなければ、できないのだと。だからそれを飲む人には勇気がつくという言い伝えがあったそうで、それを製品化して売り出したいと。

パキスタン政府の関係者が、私のところを訪れて、「ネーミングしてほしい」と言うんです。私は、

「根性の根とかけて〝魂〟を使っては。そう、『魂茶』はどうでしょう」

と調子よく応えました。でも、日本では……売れなかったと思います。

こういう眉唾な話はいくらでもあります。

昨今、とにかく地球が、あまりにも狭くなったんですね。だから、どこかとんでもないところから、名乗りを上げてくる新商品があるのではないでしょうか。

でも、たとえどんなに素晴らしい効能を持つものであっても、受け入れる側の脳が吸収しない限り、体に効果は表れないんです。

それを考えると、漢方薬というのは数千年も前から受け継がれ、受け入れられているものですから、やはり素晴らしい効能を持つものなんでしょうね。

おいしく食べれば、すべてが薬膳

漢方薬とは、自然の薬草、球根、葉っぱからなるものが多く、言ってみれば、米も麦も、ごぼうもほとんどの食材は栄養剤に等しいんです。

その漢方にしても、蜂蜜にしても、にんじんにしても、長い歳月のみ継がれ、食べ継がれてきたものは、体にいいからいまも残っている。歴史がその効能を証明しているんです。歴史というのは、その民族の脳内に深く植えつけられた伝説であり、その脳にある伝説が、子孫の身に薬効を与えるのです。

中国料理はおいしい。

おいしくて健康になるのだから、やはり薬膳なんですね。

フカヒレなんかは高級食材で、一切れで５０００円もするものだから、なかなか手が伸びないんだけれど、創業１１０年以上の歴史を持つ中国料理の老舗『維新號』では、「ひと月に一度はフカヒレを」とうたっている。

中国では、ものが売れるキーワードは、シンプルに、「元気になる」というものです。

「これを食べたら元気になりますよ！」

「これをのめば、精力絶倫です！」

これだけのことなんです。

ですから、薬膳といっても、脳に秘められた伝説がすぐに呼び起こされるものでもなく、ほとんどの場合は単純明快な欲求、つまり、

「元気になる」

これだけのことなのだと言えますし、むしろこのほうが、真理なのではないかという気がしてくるんです。


脳はどうしてでき上がるか？


さて、ここからは脳の仕組みについてお話をしましょう。

「10歳若くなる！」と誓いを立て、あれこれ試みたところで、「ほんまあ？」と疑いながらやるのでは効果は出ません。脳に思いこませて「脳内習慣」化させないと顔も体も若返りはしません。そのためには脳の働きを知る必要があるのです。

人生とは、運が支配するものです。

そして最初の運とは、生まれることにあります。どのお母さんのお腹に宿ったかということが、「第一の運」となるんです。数億個の精子のなかから、卵子が迎え入れるのは、わずか1～2個くらいのこと。そうして女性は妊娠をし、十月十日を胎児と過ごし、出産するのですが、生まれてくる子は、その親を選ぶことができないんです。

胎児のときに最初につくられるのは、頭と尻尾です。生まれた後に、よりよく生きるために、脳を頭の中につくる。これを古皮質——古い脳と呼んでいます。

人は生まれると、親戚・血縁の一同に顔見世する場というのが、最初にあります。ほっぺに触れられれば、どんなに怖い顔をしたおじさんに出会っても、赤子はニコッと笑う。するとどんなに怖いおじさんの顔も、それで崩れてしまうんです。

これが「第二の運」ですね。

もしもここで仏頂面で泣いたままの赤子がいたら、周りから受け入れられないかもしれないんです。だから、人に会ったら「笑う」という知恵を、生まれたばかりの赤ん坊は備えているのだといえます。

どんなに立派な親から生まれた子であっても、臍帯が離れた瞬間に、単独の人間となります。そこで生き抜くための「笑う」という知恵が、あらかじめ備わっており、それにより導いているのは、第二の運なのです。

そして1歳から2歳までのあいだ、子どもの「よりよく生きる脳」と、親の「育児」とのあいだで化合がおきます。

これが「第三の運」です。

泣いたらすぐに親がとんできて抱っこされるのか、部屋でひとりで放っておかれてもどんどんはいはいして進んでいくのか、そこから性格がわかれていくんです。

泣いて親に知らせて、親に抱っこしてもらうという方向は、内向性に進みます。

放っておかれて勝手に行動を起こすという方向からは、外向性に進みます。

魂は3歳でつくられる

この1～2歳で形成される性格は生涯つづくもので、これが、ユングの言うところの「第三の運」なんです。ここで形成されるのが、よりよく生きる脳です。これが、成長のための「プラス」の思考を促し、積み上げ、生涯のその人の思考を左右する。

できあがったその思考には、一生涯、支配されつづけます。

また、ユングの友人であるフロイトは、3歳での自我の発生から魂が生まれると定義しています。

子どもは無意識のうちに、自分が明るい性格なのか、暗い性格なのかを、笑い方や泣き方で分析・整理していきます。生涯をわける「明」と「暗」、つまり「笑う」人生なのか、「泣く」人生なのかが、ここで決定づけられるんです。

フロイトが「3歳」というのは、この3歳で「魂」が形成されるからです。

「三つ子の魂、百まで」

という諺がありますが、これがまさに、

「魂は3歳で形成される」

ということを表しています。

ユングは、1~2歳で人の性格は振り分けられると。そしてフロイトは、3歳になるとその性格に対して無意識の自覚をする、それがすなわち「自我の目覚め」であって「魂の誕生」なのであると言っているわけです。

ここで、「よりよく生きる脳」=「古脳」に加えて「魂」ができあがるんです。

同時に生まれるのが、「欲望」と「学習」です。

この時期に形成され始めるのが、「個性」で、これがさらに生涯の性格の「明」と「暗」をわけていく。

これを「第四の運」といいます。

この「三つ子の魂」の形成において、親の育て方が非常に大きな影響を与えるのは言うまでもありません。

では、何をどう言って聞かせるのか、それによって子どもが将来大物になる可能性は、ずいぶん差が出てくるんです。

私がよく言っているのは、この３歳時期の子には、どんどん法螺を言って育てなさいと。

たとえば、デパートに連れて行くと、子どもは、

「おもちゃ買って、お人形を買って」

とよくねだるでしょう。

「ダメ」といえば、地団駄を踏んで泣き叫んだりする。

そんなとき、母親が、

「ウチのパパの安月給じゃ、とても買ってあげられないのよ、だから我慢しなさい」

とでも言い聞かせていたら、それは子どもの頭に残るものになります。

「ああ、パパはダメな人なんだ。だから僕もねだっちゃいけないんだ」と、すり込まれていくんです。

このときの三つ子の魂に生涯、残るのは、このうちの「パパは稼げないダメな人なんだ」という部分です。

三つ子の魂が「暗」＝「ネガティブ」な思考サイクルを形成してしまうんですね。

ですから、私がよく育児雑誌などに書いたことなんですが、そんなときは、こう言って聞かせなさいと。

「お前が10歳になったらね、パパがデパートごと買ってくれるよ。それまで我慢なさい」

これが三つ子の魂にすり込まれれば、この子には、

「ウチのパパは偉いんだ、すごいんだ」

と、「明」＝「ポジティブ」な思考サイクルが植えつけられるんです。

これが親が吹くべき法螺なんです。

この三つ子の魂への法螺は、大物にするための教育の出発点なんです。

ニューロンとシナプス

大脳は４歳から10歳までに完成します。

この大脳の成長期には、「自我」は鳴りをひそめていきます。物事の善と悪、損と得、行動の取捨選択……これらを大脳の判断により分別していくんです。学習の選択と個性の確立を、同時に行っていく時期なんです。

10歳になるころには、さらに、自分の進むべき方向を決められる段階に入ります。

ニューロンという頭のなかの配線ができていくこと。数万のニューロンに送られた情報が大脳の中に入っていく。一つのニューロンのなかに数百の単位である、シナプスという半導体スイッチに伝播するんです。

このシナプスは、数字計算、損得勘定、行動の是非……人間の活動に必要なあらゆるジャンルの回答を持ち合わせているんですが、なにしろ、何度も何度も反復して伝えないと、忘れてしまうものなんです。

何度もニューロンから放射し、回答をシナプスに蓄積しなければいけない。

このシナプスは、人ひとりにつき数十万あるといわれますが、これが多ければ多いほど、頭がいいといわれます。

ところで、シナプスに反復して記憶させるのは、よく忘れるからだと言いましたが、この「忘れる」というシステムも、よくできたものだといえます。

昨日「正しいこと」だと聞いた情報が、明日には「間違った情報」と訂正されていることがありますね。

そんなときにも、忘れるというシステムがあるから、容易に訂正して記憶できる。

ワープロソフトの「上書き」機能のように、何度でも書き換えられるんです。

つまり、〝勉強〟というものは、ニューロンを通してシナプスに、いかに多くの知恵を蓄積するかという反復なんです。

魂と心の操縦法

大脳が10歳で完成したあと、その後の10年間で「心」が誕生します。

心は魂の分家です。3歳で大脳にできた魂が、10歳から心という分家をつくって二つに分かれるのですが、大脳はすでに満杯で、心が入る場所はありません。すると、頭の上に出ていくしかない。

だから心は脳の中にはありません。つまり、頭の上をいつも浮遊しているのです。常に人間の頭の上にあって、人間を管理している。

もしも心が脳内にあれば、夜は眠れなくなってしまいます。

昨日の失敗を思い出し、明日の不安を案じ、自分は大丈夫だろうか……。

そう思っていても、心は外にありますから、「いまから寝る」という指令で、頭上の心は、どこかに遊びに行ってしまう。ちょうど『西遊記』でいうところの孫悟空の觔斗雲のようなものだと、イメージしてみてください。

布団に入る際には、その觔斗雲に乗った孫悟空（心）が、どこかに遊びに行くんです。

単純明快な人は、いよいよ寝るときになったら、一杯酒を食らって、「おまえ、どこか遊びに行け、頭から逃げてくれ」と声かけると、心がどこかへ出て行く。だから眠ることができる。不思議なものです。

このように心は、人間の意志でどこにでも動かせるんです。

それにはまず、脳にある魂に呼びかけること。そうすれば魂は即座に心に伝えます。「おまえ、あっちに行け！」と。

動くのは心で、それを叱咤激励するのが魂。ここは重要なポイントです。

私は長いこと気功をしてきました。

たとえば気において、「腕はもう、絶対に曲がらない」と思えば、他人がどんなに折り曲げようとしても、まっすぐ伸びた腕は動きません。

「石になりなさい。誰が持ち上げても、上がらんよ」と思えば、どんなに力持ちの男——たとえ横綱でも——が持ち上げようとも、微動だにしなくなる。

これをやるには「気」が必要です。


最初に、深呼吸をゆっくりと3回、してください。

深呼吸は、「太陽を食べる」という行為につながります。それは、「気」をつくるための一つの重要な栄養なんです。太陽を食べる——すなわち、太陽のエキスを取りこむということ。さらに太陽のみならず、ここで吸いこむのは「天地の気」といいまして、人間だけでない万物、森羅万象、あらゆるものを吸いこんで、取りこもうということです。空中にも、何万という「気」が満ち溢れている。この発想は同時に、人間である自分も天地のしくみのなかに入るんだということです。

まずは体の空気を全部吐き出してから、空気を吸いこむ。そしていったん息を止めて、頭の先から手の先、足の先まで、吸いこんだ空気を回します。

そして吐き出す、また吸いこむ。

これを最低3回、準備体操として行ってください。

次に「エッ」と低く短く、臍下丹田（へその下）から声を出すようにしてから、臍下丹田に脳のすべての重量をストンと降ろしてください。脳を臍下丹田に移動させるイメージをしてください。脳にある魂を臍下に集中するという技術です。

そして魂に、腕が曲がらないようにするには「腕に行け！」、体が持ち上がらないようにするには、「足（地面との接点）に行け！」と命令するのです。そうすると心は自在に動きますから、腕や足に行き、「曲がるな！」「持ち上がるな！」と魂から命令されたことを実行するのです。

気の考え方として、物事を行う際には、力を抜いて目的に集中することが大事だというのがあります。

弱気を出さず、どんなときも落ち着いて、気は臍下丹田に、心は目的に置くのです。心をどこに、なんの目的で持って行くかで、このように人間は変わる。恐ろしいほどの力を発揮するんです。それを見つけたのが達磨大師です。

昔の武士は気を心得ていたから、切腹のときでも心をへそ下に降ろして「痛くない」と言い聞かせたら、腹を切っても少しも痛くなかったそうです。心が腹を管理して、痛くないと思わせるようになる。心の思うようになったんですね。

セックスは魂に号令する

脳下垂体は魂を司る大脳皮質の先端にあります。ここはセックスに関係している部位でもあります。

つまり、魂がセックスするということです。

魂に命令すると、魂は即座に心に伝えるということは前に話しました。だからセックスの場合、先ほどの気と同様に、まずは「エッ」と低い声で短く気合いを入れて、脳の重量を臍下丹田に降ろしてから魂に、

「俺の一物に入れ。若々しくなれ」

と命令すると、魂から伝達を受けた心が一物に向かい、使えるようになるんです。そうすると、

「あれ、俺、なんでこんなに若くなったんだろう。まむし（精力剤）をのむ必要もないな」

と実感できるようになります。

もう年だからとか、相手がいないからなどと魂を放置しておくと、だんだん古びていきます。だから、つねに魂に号令をかけておかなければいけない。それでつねに挑戦できる、闘う魂をつくれば、実戦のときに役立つんです。

「60歳からのセックス」などという週刊誌の記事が話題になっているようですが、たしかに60歳は、まだまだ男盛り。日頃から「おまえはまだ若い！」と魂に言い聞かせておけば、いつでも自在にセックスできるというのが、私の持論なのですが。

70代から女性を喜ばす「奥の手」

男の中指は、なんのためについているか？

そして中指は、なぜ指の中でいちばん長いのか？

お気づきですか？　ここでは、とくに高齢の男性諸氏が嫌でも直面しないといけない問題について、お話ししてみましょう。

男は70代も半ばを過ぎると、あるとき突然不能になる。

「おい、どうしたんだ！」

と叩いても引っ張っても、一物は我関せずと縮こまっておる。それでみんな愕然とするんです。

「もうできなくなった」という衝撃は、悩みなどという中途半端なものではありゃしません。しかも関係している最中に、突然道具が力を失いでもしたら、もう悲劇です。

俺はダメだ、男を失った……。

これで男はいちばん年取っちゃうんですよ。急激に老けこんでしまい、80前にころっと亡くなってしまう人も意外と多い。

しかし待てよ、と私は言いたいんです。

一物なんていらないよ。もっと女性を愛し、喜ばす方法があるぜ！　と。

むかし、大阪には「色事師」と呼ばれる男たちがいました。彼らはたえず色気を放ちながら死ぬまで色事をし、女性にもてまくった。萎えて使い物にならなくても女性に喜ばれ、とくに芸者などの「大人の女」たちから愛されていたのです。

では、色事師はなにをしたか？

中指で女性を愛してあげたんです。

それが不能になった男が、女性を喜ばす奥の手、いや、奥の指！　なんですよ。まずは女性をやさしく脱がしますね。そして肩、次に乳房、背中を時間をかけて指でさすってご覧なさい。先ほど「気」のやり方を伝授しましたね。あの要領で、中指に心を移動させるんです。そうすると中指の指先には、おそろしいほどのエナジーがたまります。それを上下左右、そして右回転左回転させながら小刻みに振動させて、女性の体をたっぷり触ってあげるんです。

力を入れすぎて指圧のようになったり、あわてるあまり一気に恥部にいってはだめですよ。肩。乳房、そして下へ下へとゆっくりやさしく這わせたら、もう一度肩に戻る。何回となく行ったり来たりして、中指をあちこち彷徨わせてやるのです。

やがて女性が上気してきたら、舌のお出ましとなる。指が彷徨ったあとを、犬のように丁寧に丁寧になめてあげるとよろしい。

指がしんどくなったからとか、舌が強張ってきたからと、おざなりになってはだめですぞ。愛しい女性を喜ばすために、ただ、ひたすら尽くさなければなりません。

そして女性が火照りに火照ってきたら、中指を恥部に持って行く。まずは外側をたっぷり彷徨わせたあとで、いよいよ突入です。女性の奥、上の部分に快感の急所があります。

Ｇスポットと呼ばれているところです。この極めて効果的な場所をちょこちょこっとさわると女性はもだえますから、さらに中指の先端にエネルギーを込めて、ビィ――――ンと振動させて愛撫してあげる。

これは効きます。

一物の挿入よりもはるかに女性は歓喜する。感極まって震え上がります。

セックスは挿入だけとは限らないんですね。指は一物よりもはるかに自由自在。人間の体で指より巧妙に動くものはないんです。とくに中指は、これに使う以外は値打ちがないと言っていいほど、よく働く。そのために中指は長いんです。

この相元、年を取ってから、どれほどこのテクニックが役に立ったことか！

だから10年ぐらい前から〝老友〟たちに、「年を取って道具が力を失ったら、色事師になりなさい」と、言うて聞かせていたんです。

80代は「性に目覚める頃」

どうですか？　ここしばらく意気消沈していた人も、少しは晴れ間が見えてきたでしょう。

ただ、忘れていけない、いちばん重要なことは、女性への奉仕の精神です。

セックスは、やる楽しさだけを求めるがあまり、男は傲慢になりがちですが、中指で愛すやり方は、女性を満たし、喜ばすのが最大目的です。だから色事師は、女性たちにもてたんですすね。自分の快楽よりも女性の快楽。けれど女性が喜ぶと男性も嬉しくなるものです。

「してやったり！」

と脳も快感を覚えるんですね。

私はこれを学生の頃、吉原の芸者から教わりました。学割を使って毎日のように吉原に行き、女性の喜ばせ方を習ったのです。

むかしは、金のある旦那連中は、年増の芸者からこの中指の有効活用法を教わったものです。芸者を買う人は、金はあるけど年寄りばかりだから、道具が使えなかった。だから芸者を半玉から一本（大人の芸者）にするときも、実際にはセックスはしないで指を使い、それを「抱いた、一本になりました」ということで公表していたわけです。それが旦那と置屋さんとの間のルールだった。それほどまでに中指は活躍していたわけですね。

余談になりますが、やくざは問題を起こした場合、落とし前として小指を切ります。けれど親分の女房や愛人と問題を起こしてしまったやつは、中指をつめるんです。だから中指のないやくざは、女性を寝取ったやつなんですよ。

男たちよ、70を過ぎ、80を超えたら生まれ変わりなさい。一物の過去の栄光を捨て去り、奉仕の男になりなさい。色事師になりなさい。そうすればもっと女性にもてますよ、と私は言いたいのです。不能になっても「俺はもうダメだ」と嘆かずに、奥さんをこれまで以上に愛してあげなさい。奥さんがいない人は（いてもいいんですが）、カラオケやダンスホールにでも行って、これまで以上に多くの女性と出会ってデートしなさい。どんどん恋をし、女性を抱いておあげなさい。

80歳は、二度目の性に目覚めるころなのです。

不能になっても落ちこむことはない。悶々と悩んだり、薬を何錠も飲んで無理矢理起たせるような痛々しいセックスをするよりも、中指で女性をいたわり、喜ばせてあげたほうが、はるかに女性から愛されます。これは私の実感です。けっして法螺ではございません。

また、相手にはできなくなったことを隠さないで、こう囁いておあげなさい。

「俺はあかんのや。でも中指は残っている」

すると意外や意外、ほとんどの女性は「ただ抱いてくれるだけで嬉しいの」と言ってくれるものなんですよ。こうして吹っ切れると、男は自信が復活し、色気も出てきます。そうなると、いともたやすく10歳は若くなる！

私は10年後、１００歳になった記念として日本全国の温泉を回って、そこの名妓と呼ばれる芸者を一人ひとり喜ばせてみたい。この大法螺を生きがいの一つにしているんです。

抱き枕で、お色気を取りもどす

抱き枕がないと眠れない人が多いと聞きます。

老いも若きもそうだという。

最近では若い女性向けに、あったかいイメージの抱き枕もデザインされています。

そもそもこの抱き枕の需要とは、どこにあったのか。

独り寝の寂しさを紛らすためのものなのか。

それは、一部は正しいけれど、本質はもっとポジティブな欲求だったんです。

抱き枕を抱いたときのイメージは、抱擁。男も女も、抱いて、抱かれるという瞬間に、夢の達成を感じ、安らぎを感じ、そして満足しきった後に訪れるのが、安眠です。この心の状態を疑似体験するのが、抱き枕の最大の効用。

若返りにも大きな効果をもたらすものといえます。

就寝するとき、若き日の抱擁の夢を切望しながら眠りにつく。これにより、心も体も若返る好循環を、眠るという体力回復行為のなかで作り上げることができるのです。

それほどの効用を持つ抱き枕は、もはや立派な文化財ですね。

整形手術で運は変えられるか？

若返りといえば、しわを伸ばす整形手術が、もう当たり前のようになっています。

顔は脳が時間をかけて自分で作り上げるもの。整形手術は、その時間をかけずに、他人の手によって施されますから、整形手術をすれば、性格も変わってきます。

整形して変化した自分の顔に、脳が順応できる人もいれば、なかなかできないという人もいます。

そこで問題なのが、整形した顔に脳が追いつかない人は、精神が不安定になってしまう場合があること。芸能人でも、手術を受けたあとにピタッと収まって、脳が追いついている人は、安定して活躍できるでしょうね。ところがそうでない人は、何度も何度もくり返し、あとは大変なことになってしまう……。

整理してみますと、顔の形を変えれば性格は変わります。顔を変えれば、脳が変わり、脳の考え方で、顔が変わる。

どちらが先か後かの問題ではありません。整形は、先に顔を変えておいて、脳が後からその顔に順応していく。「暗」の性格を持つ人が、整形して「明」の顔を持ったとする。その顔に脳が順応すれば、性格も「明」になることができるんです。

だから私は、整形手術には反対ではないのです。

それぞれの年齢において、子どもの性格を決定づける要素をお話ししました。そしてそれが生涯、その子を支配するものだということも。

では一度、形成されてしまった性格は、二度と変えることができないのかというと、それはそうでもありません。

意識、頭の使い方で、大人になってからでも、いくらでも変えることが可能ですから、それは安心してください。

たとえば、「暗」の性格を持つ人は、「明」の意識を常日頃から持つ訓練をする。

ニューロンからシナプスに入るスイッチを、すべて「明」に変えていく作業をするんです。

それによって、飛躍的に「明」＝「ポジティブ」へと変化することが可能です。「10歳若返る」ための方法を説くのがこの本の大目標ですが、ここまでの項において、気持ちの持ち方、「明」＝「陽」＝「ポジティブ」へと循環させることについて述べています。

ここまでの段階で、あなたは「明」の意識を持つ最上の訓練というのを、無意識のうちにされているんです。

すでにあなたの脳内では、ニューロンからシナプスに入るスイッチが、軒並み「明」に変わっているんですよ。もうこの時点で、本書に出逢われる前とは、あなたの顔は変わっているのではないでしょうか。

それすなわち、「10歳若返る」ことの最大の実践法の効果が表れているということです。

魂と心の関係

私はこの5月に、一挙に10人の得度式をやりました。

それをやってのけることに、90歳の私の体は本来、及びもつかない。そこの住職も、86

歳と年を取ってよろよろなんです。大きな声でお経も読めないほどに。ところが、得度式では大きな声を出さないといけないから、全身全霊で声を発する。それが相手に伝わる。相手はそれによって魂が動く。魂が動いて、心が動くから、その日をもってはじめて坊さんになれるんです。

それを一人につき20分割《さ》きます。10人もやったら、くたくたになる。しかし、終わった後はじつに爽快です。そして、若々しくなる。得度前と後に写真を撮ると、住職の顔がいっぺんに若くなっているのがわかりました。それは「気の体」になっている証拠なんです。気が入らないと、一人ひとりに得度させるのは、とうてい無理でしょう。

どんな高僧でも、得度させるときは非常に気を使って、一人得度させるだけでくたくたになるもの。一瞬も気を緩めることはできないんです。でも、大僧正でないと得度式はできないから、ほとんどが80歳以上の大僧正は「気」でそれを行う。私に言わせれば、得度は「気力の伝達」なんです。

私は10年かけて62人の坊さんを生み出しました。62人の坊さんをつくるというと、高野山でも大変な数でした。これは、私が世に誇れることです。

私が最初に得度させた方は、87歳になってもいまだに現役の深海カメラマンです。30分ほど海底をさまよいながら、写真を撮っているうちに、その道のプロになりました。皆が心配するんですが、彼がいちばん元気なのも事実なんです。それは、「気」というものの力。「魂」がなにか目的を持って立ち上がろうとすると、「心」が助っ人をするんです。

すこし話はそれますが――仕事やなにかで失敗をして、へこたれそうなとき、「人生もうダメだ」と思うとき……そんなときは、魂を鍛え、魂に訴えてやることがもっとも大事なことです。

「おまえ、なにやってるんだ、がんばれ！」

そうすると、心も応援してくれながらついてきてくれる。自分というものを構ってくれるんです。この気というもののメカニズムを体感することで、私のところに悩み――仕事のストレスや事業の失敗――を抱えてくる人のほとんどが、蘇ったように元気になって帰ります。体力をも戻すパワーがあることを知ることで、人生を打ちのめされているという負の意識が、どこか軽くなっていくんです。

第4章

法螺を吹くほど、人生は楽しくなる！

法螺の流儀

「萩（山口県）から日本を変えてみよう！」

と言った松下村塾の吉田松陰。

「日本を今一度洗濯してやろう！」

と熱く語った坂本龍馬。

「わしは必ず大金持ちになるでよぅ！」

と叫んだ、三菱財閥の創業者の岩崎弥太郎。

幕末から明治維新にかけては多くの人が法螺を吹きよりました。

あっちでも法螺、こっちでも法螺と、法螺の大合唱。苦しいけれど夢にあふれて楽しかった時代だと思いますね。

今では法螺を吹く人間が少なくなって寂しくなりました。下手な法螺を吹くと笑われるような風潮にさえなりました。

私はこれまで数多くの大物たちに出会い、法螺を聞いてきましたが、いちばん心にしみる法螺を吹いたのは、戦後の昭和21年から総理大臣になった吉田茂さんでしょうね。

「戦争には負けた。けれど外交では負けない」

「俺はマッカーサーをだましてみせる！」

と、いつも言っていました。

あれは自分に向けて法螺を吹いていたのでしょうな。口に出した以上、やらなくてはいけないと。だから吉田さんは、ＧＨＱの最高司令官のマッカーサーと賢くつき合い、戦後の混乱を短期間で収めることができたのでしょう。

法螺の効用ですね。

法螺は夢と希望を与える。人を喜ばせられるし、説得もできる。そして人を救うことができるし、自分を勇気づけることもできる。

ここからは法螺を吹くことで実績を残し、戦後の日本を創りあげていった大物たちの話をご披露していきましょう。

それぞれが規格外の法螺なので、これらを知ることで、「10歳若返る！」というあなたの法螺も、ぐんと説得力が増すこと間違いなしですぞ！

大法螺の天才・田中角栄

「わしの大法螺が通用しているうちは、日本も発展するよ」

こう堂々と私に言ってのけたのが「今太閤」「コンピューター付きブルドーザー」と言われた田中角栄さんでした。

「南西会」の会長をしていた私が、京都で公私にわたって吉田茂首相に仕えていたとき、「田中角栄という俺が面倒を見ている政治家がいて、おまえと気が合うと思うから、新潟まで行って選挙の手伝いをしてくれ」

と頼まれたのでした。「南西会」の若き闘士を紹介するよと言っておく、と。

昭和22年4月のことでした。

新潟に行って演説会場に入ってみると、いやあ、すばらしい大演説でした。

「田中角栄は政治家になることを決心した。この越後の山から日本一の政治家が出る。それは田中角栄という男。すなわちワシや！」

どうですか、この大法螺ぶりは！　もう演説会場は、やんやの大喝采です。

角栄さんも角栄さんで演説のたびに公約を言い放ち、本人自ら感極まって壇上で涙する。

「不肖田中角栄が当選した暁には、東京からこの越後の新潟に新幹線を走らせることを諸君に約束する。東京と新潟は、６時間かかるところを、なんと１５０分だ。夢の時代をこの田中角栄は約束する」

聴衆の中には、「南西会」の新潟会員を「さくら」で忍びこませていたから、

「田中先生は新潟の救世主だ。田中先生、万歳！」

と、大声で叫ばせる。すると角栄さんは、

「わかったぞ、よっしゃ、よっしゃ」

と手を振って応える。

すると別の一人が、

「田中先生、新幹線を通すには、この越後をふさいでいる山をどうするかね？」

すると角栄さんは、こう大法螺を吹いたわけだ。

「わしゃな、土建屋じゃよ。邪魔になる山は全部爆破する」

またまた大拍手です。今度は別の聴衆が、

「先生、山々を爆破するのはいいが、出てきた土や石はどうするかね？」

「海を埋めるんだ。そうすると佐渡には歩いて行けるようになる！」

もう会場中が割れんばかりの拍手です。

角栄さんの大演説は、会場を圧し、街に響き渡り、山にこだましました。いや、これは法螺ではありません、本当です。ここから田中角栄さんの破竹の進撃がはじまったわけです。

やがてこのはったりから「日本列島改造論」という大法螺が生まれていくのです。

昭和47年に総理大臣になったときも、

「先生の『日本列島改造論』拝読しました。先生の法螺もますます佳境に入りましたようで、誠に慶賀です」

と私が挨拶に行ったら、

「おお、やって来たか。私の愛すべき悪餓鬼の友よ」

とひと睨みしたあとで、

「俺の大法螺が通用しているうちは田中内閣は健在じゃよ。日本も発展する」

と笑いながら言ってくれたものです。

角栄さんは、これからの政治家は高邁な人格などいらない、高い学歴もいらない。必要なのは才覚と銭だと言っていました。生きていく知恵、成功の才、こういったものを全部合わせると、どうも悪知恵に近くなると。

晩年は悲しいものでしたが、一時代を築いた政治家は、間違いなく稀代の大法螺吹きでした。

人格はファッションで変化する

「俺の作る洋服によって、おまはんたちの人生が変わる。嘘だと思うなら、俺の服を着てみろ！」

と法螺を吹き、終戦直後から、その洋服の仕立てで〝天才芸術家〟といわれた金沢要蔵さんは、昭和天皇のスーツを仕立てた人物でもありました。

私は帰還軍人として東京から京都に戻り、世直し集団「南西会」を結成したのですが、その行動に喝采を送りつづけてくれた方でもあります。

私にとっては恩人のひとりでした。

終戦直後、私が当時の内閣総理大臣、吉田茂さんの京都での護衛隊長、ボディガードを任されることになったときのこと。

吉田総理が天皇陛下に連合国軍最高司令官総司令部（GHQ）のマッカーサー最高司令官と面会していただく場面を用意します。その際、陛下の服を仕立てるにあたり、私は金沢さんを推薦したんです。

総理に呼ばれた金沢さんは、

「天皇陛下の背広をつくれますか？」

と聞かれるや、

「感動、感動、大感動です」

ぽろぽろと大粒の涙に。

金沢さんはまず、仮縫いのために宮中を訪れました。

私もその金沢さんにお供する形で、うかがうことになったのです。

まず、私が仮縫いされたお召し物を天皇家の家紋が入った箱に入れ、先頭を歩こうとしました。

しかし当時、「南西会」会長として威勢を誇っていた私が、「陛下に謁見できる」ということの緊張のあまり、ふかふかの絨毯廊下にもつれて転んでしまったんです。

左の足から出るべきところを、右の足から進んでしまい、躓いてしまったんですね。

軍隊では、当然歩行訓練は左足スタート。

それが染みついているはずの私が、右足から出てしまったものだから、自分の体の記憶と違う行動をとってしまい、脚が見事にもつれたんですね。

ただ私は、やはり軍人上がりです。

体はそのようにステーンと横転したものの、お召し物だけはなんとか頭上に掲げたまま、落とさずにキープしていたのでした。

しかし、両横には女官が5人ずつ並んでいて、まあ、派手に笑われましたよ。

だから、私もいたたまれなくなって、大笑いするしかなかった。

おそらく宮中であんなにバカ笑いをしたのは、私とあの女官衆くらいのものでしょう。

ともあれ転んでしまったのは動かしがたい事実で、そんな体たらくですから、陛下にはついにお目にかかることはできなかった。

巻き尺を首から下げたスーツ姿の金沢さんは陛下の採寸に通されましたが、羽織袴姿でキメて臨んだ私は、許可されずじまい、なんともみじめな経験でした。

後に吉田総理にそれを報告すると、

「よく君はお召し物を落とさずに抱えていたな。それは立派じゃった。俺だって同じ状況であれば、カチカチになっていただろう」

とおほめいただきました。

〝死中に活〟なんていうと大袈裟なのですが、この吉田総理のポジティブ・シンキング――残念な出来事のなかから、誉れな一点を見出した――も、「暗」から「明」への発想の転換の例ですね。

この天皇陛下へのお仕立てという大変名誉な仕事を機に、金沢さんは著名人の顧客をずいぶんと増やしました。

以前は軍服ばかり召されていた陛下が、見事にスーツを着用されたそのお姿は、背丈では優るマッカーサーと肩を並べても、威容で微塵も劣ることなく高い格調を見せられていました。

吉田総理はその姿をみていますから、以後、自分の仕立てを金沢さんにオーダーし、「おまえらも服を作るなら京都に行け」と周りに勧めます。

そして、私の縁で松下幸之助さんのスーツをあつらえ、松下さんに気に入られると、今度は松下電器の社員の作業服のデザインという大きな仕事をされたんです。

さらには本田宗一郎さんの仕立てをし、ホンダの作業服も依頼されました。

このあたりから、金沢さんの「洋服哲学」は遺憾なく発揮されていきます。

本田さんは、朝工場に出社して、社員と同じ作業服で午前中を過ごす。昼はスーツに着替えて車で本社へ、夜には羽織袴に着替えてお茶屋で……。勤労意欲を喚起するユニフォームは、人の気持ちが前に前に向くという。ＴＰＯに合わせた自在な着こなしが、人間を変幻自在にさせたんです。

金沢さんは前述したとおり、

「人はファッションで20歳若返る」

と言ってのけました。そして、

「俺の作る服によっておまえたちの人生は変わる」

と法螺を吹いた。しかし服装に対して持っている彼の哲学は、服装心理学、ユニフォーム論、インド仏教衣裳研究、色彩工学などによる幅広い見識に裏打ちされたものでした。

金沢要蔵の服を着ると出世する

金沢要蔵さんのもとには、大物顧客がズラリと名を連ねるようになりました。

映画会社の大映の社長であった永田雅一さんは、俳優たちに、

「金沢の洋服を着ない者は一人前の口をきくな」

「金沢の洋服を着たら、出世できる」

こう豪語していました。

まあ、これは俳優たちを金沢さんに紹介しておくと、後に金沢さんからキックバックがあった、というシステムだったんですがね。

昭和21年の映画『七つの顔の男だぜ』は、片岡千恵蔵が現代劇に挑戦した意欲作でした。GHQにより、時代劇の製作が禁止されていたため、片岡千恵蔵は7つの顔を持つ探偵を演じることになった。

「あるときは運転手、あるときは弁護士……その実体は……」

という名セリフとともに展開する7種類の衣裳をつくりあげたのも金沢さんで、その鮮やかさに撮影スタッフをはじめ観客の誰もが眼を見張ったものです。

竹内逸の法螺の効用

戦後、沖縄で散った犠牲者たちの骨を拾うことを目的とした〝世直し集団〟の「南西会」

を立ち上げるために、京都に戻った私が巡り会った〝人物〟に竹内逸さんがいます。

竹内逸さんは、昭和初期の日本画家として京都の画壇を代表した大家、竹内栖鳳画伯の長男で、一流の美術評論家であり、鑑定士でもありました。

なかでも動物の絵を多く描いた父親の作品を彼が評するときの口癖は、振るっています。

「親父の作品は、匂うからわかる。猫なら猫のにおいがする。猿なら猿のにおいがする。わしは子どもやから、よく知っておるんじゃ」

彼のもとを鑑定に訪れた人にしてみれば、気が気ではないわけです。

竹内栖鳳画伯の作品と一度わかれば、大変な価値が出るわけですから。

「先生、よくご覧になってくださいよ。お父さんのお描きになった作品に違いないと思うんですが……」

すると、逸さんはその客の表情を見越して、すっと絵の表面に鼻を近づけるんです。

そうして、一言。

「親父のものや――」

そしてサイン一筆、鑑定終了です。

あるとき私がこれを質すと、

「親父の作品を真似するだけでも、ええ金になる。そやから同じような絵を描くヤツがぎょうさんおる。あんまり上手に真似するもんやから、見ても見分けなんかつかん。せやから、においをかぐのが、たったひとつの見分け方なんじゃ」

もうここまでくると、天才の嗅覚と法螺とは、紙一重のものだとわかるでしょう。でも逸さんのその鑑定法は話題になり、台詞はひとり歩きし、父親の作品の評価をさらに高めることになりました。それが、

「竹内栖鳳の絵の動物は、匂う――」

というものだったのです。

法螺の効用「明」「ポジティブ」に「におい」を付け加えてもいいかもしれませんね。

ダスキンの創業者である鈴木清一さんは、

「ダスキンは、全家庭に幸せの種をまく」

と言いました。

各家庭を訪問する女性スタッフに対し、

「シーダーさん」

つまり、〝種をまく人〟という呼称を用いたんです。

「あなたがたは、外交員ではありません。ものを売りにいく人でもありません。幸せの種を、お客様と分かち合うんです」

この考え方を全スタッフに徹底していった結果、ダスキンは大変繁栄しました。

ここでいう「種をまく」という発想がとても大事なんです。

「種をまく」＝「プラスのオーラを発散する」＝「ポジティブ」＝「明」＝「陽」

もうおわかりのことと思います。

この「種をまく」という発想ただ一つが社員に浸透しさえすれば、すべてはプラスに循環していくということなんです。

ソニーと松下電器の朝礼の法螺

ソニーを創業した盛田昭夫さん、井深大さんも、毎朝の朝礼で同じことをくり返した。

「みなさんね、ここを楽しい職場にしましょう。ソニーの工場は楽しい工場。明るくて楽しい。それが、私がつくろうとしている会社なんです。ここから、楽しいところから世界に出て行きましょう。世界のソニーにしましょう」

それしか言わないんです。

「世界のソニーにしましょう」と言われても、はじめのうちはみんなは「ほんまぁ?」と思う。けれど毎日、毎日、耳に入ってくれば、いやでも諳《そら》んじて言えるようになる。そこに大きな法螺の効用があると思う。大変なサブリミナル効果があるんです。

法螺はくり返すことで、サブリミナル効果を生み、それ自体が、現実化に向けた一歩を踏み出したことになるのです。

多くの成功者がそうして、実践できたことを見ても、明らかでしょう。

松下電器の松下幸之助さんも、朝礼であの有名な『明るいナショナル』を歌った後、短いあいさつをしていました。

「日本は私が支えてみせる。税金は、松下がぜんぶ持とうじゃないですか。日本を担うのは、我々松下なんです」

なんともスケールの大きな法螺です。

これも、社員に言い聞かせながら、自分に言い聞かせていた言葉だと思います。

全社員という大勢の証人の前で、自分に法螺を吹き、やがてその法螺を現実のものとし、目標を達成した。

法螺は吹かないと、なにも始まらないんです。

このように、法螺には流儀があるんです。みなそれぞれに個性がある。

ここで紹介しているのは、私がこれまでに袖振りあった方々ばかりなんですが、みなさん、やはり毎日のようにくり返しているのが共通点ですね。

誰かに言う、くり返し、言って伝える。

その反復はなにをもたらすのかというと、もちろん伝えられた方にプラスの循環をもたらすんですが、結局は、自分に返ってくるものなんです。

人に言い聞かせるとは、すなわち、自分に言い聞かせることであり、いちばん説得されているのは、自分です。

大事なのは、言わなければ、吹かなければ法螺は始まらない。吹かなければ達成できないのが、法螺なんです。しかも、中途半端な法螺では、周囲が本気にならない。信じようとしないし、誰も金も労力も、そこに注ぎこもうとはしませんね。

先述した空海の、死後7日経った若い貴族を甦らせた話が、大本のサンプルですよ。一世一代の大法螺を、宮廷の中でのたもうた。それすなわち、命がけですよね。この空海の命がけの気迫、エネルギーが、ついには死者を甦らせてしまった。結果、伝承されて残されているのは、法螺が通じたということなんです。さあ、すべてはこの発想から始めてください――。

でもね……。

法螺の流儀などといま、言っていますが、これほどの大物に会って、実際に法螺を聞いてまわったのは、日本中どこを見渡しても、この相元くらいのものでしょうね。地位や財産を築いた人が、過去を振り返るということならあるだろうけれど、私は、彼らが無名時代から、軒並み吹く法螺を目の当たりにしてきました。

法螺はその人の信念であり、目標であり、生き方そのものなんです。いまの世の中において、先人たちのような法螺を立派に吹きとおせる人間は、少なくなってきているような気がします。

嘘をついて失脚する、失敗する人間ばかりが目立つ。

それ自体、寂しいことです。

「暗」を「明」に、「マイナス」を「プラス」に……、その総体を飛躍的に伸ばさなければ、日本人と日本の発展はないでしょう。

いや、こんな言い方はよくないですね。

「明」「プラス」「ポジティブ」……こう発想を循環できる人が飛躍的に増えていけば、日本人と日本は、過去に例を見ないほどの繁栄と発展を遂げることができるでしょう。

誰よりも運を信じた松下幸之助

松下電器の創業者である松下幸之助さんには、本当にお世話になりました。

あれは昭和26年の冬のこと。阪急の創始者の小林一三さんから紹介されたのです。

すると松下さんは開口一番、

「あんさんは、自分のお運がいいと思いますか？」

とおっしゃった。

そりゃあ、私は特攻隊の生き残り。運がいいと言えるでしょうと答えると、

「いやいや、これから先の自分が運がいいと思いますかな」

と来た。過去に囚われるのではない。常に未来に目を向けていた松下さんらしい思考に、私は頭をガーンとどつかれた思いがしました。

「松下は運のええやつが欲しいんだす。人間はやっぱり運や。松下電器は運のええやつで固めまんのや」

そして、そのあとで私にこう告げたのです。

「これからの日本の目指す道は、産業技術の方向だ。あんさんも生き方を変えてみまへんか。明日からうちに来てみなはれ」

私は深々と平伏しました。

松下さんが言うには、これからは脳の時代が来るらしいから、ドイツの脳科学の第一人者を呼んだ東京工大に入れ。私が紹介状を書くと。

すぐに私は東京工業大学の特別聴講生になり、機械工学、脳科学、フロイトの深層心理学、色彩工学などを学んだのです。これらは私が鞍馬寺で学んだ達磨の思想の理論づけをするのに大いに役立ちました。生涯の糧になったのは言うまでもありません。

私のような風来坊に「来なはれ」と言った彼の度量。本当の大物です。

GHQの占領政策で、財閥解体や公職追放、レッドパージが起き、しかも松下さん自らが公職追放にあったときでさえも、松下電器の運命がどうなるのかもわからないと浮き足立つ社員を前に、「自分に運のないやつは辞めてもいい。私と一緒にやる運のいい人だけでいい」と言ってのけたことがあるそうです。

おそらく松下さんは、自分の運を固く信じていたのでしょう。

松下幸之助の成功の法則

松下幸之助さんが生涯言い続けてきた言葉が、

「近道よりも大道を闊歩する」

というものです。

ＰＨＰ研究所もそうですが、これまで本当に多くの評論家や政財界人が、あらゆる形で松下さんの言行録を出していますね。

でも実際には、松下さんは、書かれているほど難しいことを考えたりしない方でしたよ。

本当に松下さんの言ってきたことは、ただ一つ。

「おまえらは電気屋だ。一生、電気屋だ。ほかのことはやるな！」

電気屋がほかのことに手を出して、成功するはずはないというポリシーです。

「俺も電気屋だから、生涯同じことをやる。あなた方も幸か不幸か、わが社に入った電気屋だ。電気以外のことは考えるな」

それから、もう一つ言ったことは、

「歩くには、いちばん広い道を歩く。いちばん大きな道を、まっすぐ歩く。近道はしてはいけない。近道すると、早死にする」

という言葉でした。

仕事でも、遅くてもいいから〝本当の仕事〟をまっすぐやりなさいという意味です。

「与えられた道をまっすぐ行きなさい。朝晩通うときでも、駅に向かう、まっすぐ広い道を。それは、遠いかもしれない。けれど大道、本当の道をまっすぐ歩きなさい。こそこそと横道、近道を、こっちへ行き、あっちへ行きすると、早く着くんだろうが、人生もそうなってしまう。結果、早死にする」

こう言っていましたね。

かつてアインシュタインさんの講演を、松下さんの代わりに聴講しに行ったことがありました。

そして質問する機会に恵まれたので、次のようにお聞きしたんです。

「早く死ぬ人間と、長生きする人間がおります。これは相対性理論では、どういう違いがあるんでしょうか」

すると彼は、

「まことにそれは簡単なことだけれども、ゆっくり歩いた人は長生きするんだ」

こう言ったんですね。

「それを、せかせかと歩いた人は早死にする。人間の歩く道は決まっているんです。悠々といちばん大きな道をゆっくり歩いた人間は長生きすると思います」

偶然にも、松下さんの言葉と一致したのに驚きました。

松下さんの言葉とは、

「仕事も横へ行くな、横道にそれるな、大きな道を生涯まっすぐ歩け。何か掴めるかもしれない。横道を歩くと、そこで何かに衝突したり、つまらないことに出会うだけで、結局早く行こうとして遅くなったり、事故を起こすんだよ」

そして、会社までは、みなさん駅からまっすぐな道を歩いている。

松下さんが言うから、近道する人は、いなくなってしまったんです。

これは一生、松下さんが社員に向かって言っていたことです。

盛田昭夫と井深大の法螺の流儀

これがソニーの話となると、前にも触れたとおり、井深さんも盛田さんも、毎日、「ソニーは、世界のソニーになる」

同じことを毎日言ううちに、自分の信念になったんでしょう。

聞いているほうも、それがないと、

「あれっ、今日は、『世界のソニー』が出てこねえな。なんかあったんだろうか?」

と不安になりますしね。

こうなったらしめたものだったでしょう。

くり返し述べるように、「明」を呼び寄せる言葉、行動をくり返すことで、自分自身が

そうなっていくんです。

「よく動き、遊んで、よく笑い、怒る」

これは、私の言葉です。

喜怒哀楽のことですね。

人生には絶対に必要で、これを見せない人は一見、冷静な「常識人」に見えるけれど、人生の有為転変のなかでは、喜怒哀楽があってこそ、その人生も色づいてくる。

有為転変をそのまま行けば、すなわちリアリズムになりますが、そこに喜怒哀楽があれば、文学的な機微も生まれてくることでしょう。

小林一三の整理整頓

「天才起業家」「アイディアの神さま」と呼ばれた小林一三さんは、阪急電鉄や阪急百貨店を設立し、宝塚歌劇団を創立し、東宝映画を創った人です。

前にも書いたとおり、私は戦争で命を救ってくれた〝ひめゆりの少女〟たちの骨を拾い、供養するために行った沖縄で、読経しながら一体、また一体と荼毘に付していく現場で小林さんに出会い、東京で再会するやすぐに仕事を手伝わされました。

その大きな仕事の一つが、日劇ミュージックホールを開場させることでした。

今までのストリップ劇とは一線を画する芸術的なヌードを披露することで、ＧＨＱをたらしこみ、ひいては公職追放を中止させることがねらいだったのです。

「ヌードを見せてＧＨＱをたらしこむ」

なんとも奇想天外な法螺だと思いませんか！

私はそこのプロデューサー兼演出家のようなことをやりました。出演ダンサーの手配をし、日本各地の名妓と呼ばれる芸者を集めて出演させ、これまでにない華やかなステージを演出した。

その一方で、日劇から10分と離れていないGHQ本部に出かけ、無料招待券を配りまくりました。するといつの間にか士官や兵士たちから「ショータイケン、ショータイケン」とねだられるようになり、あの最高司令官のマッカーサーも夫人を連れて見えたほど。そして頃合いを見はからって小林さんはGHQ本部に出かけて談判、何人もの人間の追放解除に成功したのです。


そんな小林さんが口うるさく言っていたのが、朝の整理整頓です。テーブルに塵一つあるだけで怒鳴りつける。社員が机に書類を積み重ねて帰ろうものなら、翌朝、全部掃き落としてしまう。それが3日続くとクビですよ。

「おれに逆らうのか！」

と。

なぜそこまで整理整頓にうるさかったかといえば、昨日の書類は、昨日のうちにかたをつけなさい。翌日に仕事を回すのはやめなさい。朝、出社したら、まっさらな状態で新しいことを始めなさい、ということなんです。

思いついたらその日のうちにやってしまえ！　ということで、まさに小林さんは仕事が速かった。そして次から次に仕事のアイディアがわき出た。

いつも脳が活性化されていたんですね。

名刺は「人格を持つ」

小林一三さんでもう一つ印象に残っているのが、名刺を渡すときは、「相手の目を見て微笑みながら、渡す」ということです。

相手の顔を見ないで渡しては、相手もその名刺に魅力を持たないんです。

頭は下げていても、目は上に上がるでしょう。

微笑しながら目を見ることです。

下を向いて渡したら、受け取るほうもいい加減に受け取るのではないでしょうか。

これは、松下幸之助さんも言っていましたが、いちばんガーガーとうるさく言っていたのは、小林一三さんです。

「どこ見て名刺渡しているんだ！」

と徹底していた。

というのは、目を見て渡してきた人の名刺は右側、目も見ないで渡された名刺は、左側に置いてあった。

左側の名刺は、夜になると片付けてしまう。右側の名刺は、秘書に「名刺箱に入れておきなさい」と言っていた。そこで、その人物に判定がついてしまうんです。そこで人間は選別される。

小林さんだけではなく、誰しも考えられることだと思います。

目と目を合わすということは、「お互いが仲間ですよ」ということであって、目も合わさないで名刺だけ渡すような人には、いつ匕首で刺されるか――」と、敵も味方もわからず、気が気ではありませんからね。

私は「目を見て」にプラスして――つねにプラス、プラスで――「微笑んで」としました。

これで「明」のオーラが相手に伝わる。

私に名刺を渡す方で、これができていると感じるのは……３割程度です。親しみをこめて、自然に「よろしくお願いします」と渡してくれる、その３割の方々は、非常に印象に残ります。私は田中角栄さんのように、全員は覚えていないけれど、その態度は、名刺を見れば思い出します。

渡すときは、笑顔でなければ印象に残らないんです。

むっつり顔とか、いかにも偉そうに渡したらダメで、お互いに目を見て、微笑して渡す。名刺はそれ自体が人格なんですから、単なるペーパーだと思って使ったら、これは損なんです。

こうして損得で説明すると、頭に入るでしょう。

小林一三さんも、言っていました。

「名刺１枚でも、ただでは渡すなよ」

と。名刺箱から名刺を出すと、

「この人、あの笑いだ」

と笑い顔を思い出すんだと。

もしも、緊張を強いるような目上の偉い人に会うときにも、むしろ笑顔を出さなければいけないんですよ。

偉い人であればあるほど、笑うことで親しみをもってもらえるんです。というのは、そういう方は、会う方がみな緊張して笑わない。なかには震えて渡す人もいる。どんなに偉そうな顔をしていても、笑われると、吸いこまれるんです。

田中角栄さんも、仕分け方は同じでした。

秘書がポンと、名刺に丸いハンコを押す。これが、親しくできる人の合格印みたいなものでした。

どこで仕分けするか？　もちろん「笑っている」人間だったんです。

「角栄に向かって笑った」＝大物の可能性ありということなんです。

いままでこれができていなかった方も、いまからでも遅くはないんです。

力道山のように、毎日、鏡を見て笑う練習をすればいいんですよ。

吉田茂の説得の話法

「どうしても覚えてもらいたいことは、3回言うことにしている」

こう言っていたのは吉田茂さんです。

大臣や政治家が吉田さんを慕ってくる「吉田学校」というのがありました。

そこで、吉田さんは一人ひとりに言って聞かせるんです。

「3回だけは言ってやる。3回言って頭に残らないやつは、それはしようがないわ」

そして3回の中で、最後に損得を持ち出します。

「これ覚えておいたほうが得だよ」

「これだけはおまえ、政治家だから覚えろよ」

「これだけ覚えとかんと損だよ」

損得で人を口説くということが、政治家の金科玉条です。

「誰もが偉そうなこと言っているけれど、しょせん損得しかないんだ。それが外交の基本なんだ」

吉田さんはこう言っていました。

勝海舟あたりは、そのレトリックの天才だったらしい。

「まず、おまえたち、俺の言うことを聞かないと損をする」

と言うと、各大名が平身低頭して聞いたというんです。

「これは政府からのお伝えだ」

と言っても、誰も聞かない。聞いていたほうが得だよ、という損得が頭に入ってくると、「これは聞かなあかん！」と欲が走る。

そうするとアホな人間でも、キャッチして忘れまいという心がけになる。

これが、きっちり相手の頭の中に入れてもらう話し方ではないでしょうか。

人を説得するには、損得で

このように人を説得するときは力強く、「相手の利」を説くことが大事です。

いくら熱弁をふるったところで、相手の利点をアピールしないことには、その相手を組みこむことは難しいんです。

説明は、力強くはっきりと言えばいいわけで、これが説明と説得の違いなんです。

学習とは、重ね重ねしなくてはいけないものだということは、ここまで読み進めていただいたみなさんには「自明」のことと思います。

私もよく使うんですが、「自明」と、あえて、「明」の字を使うんです。何回も何回もくり返さないと、学習にはなりません。

私も観相学を教えるなかで、何回も何回も生徒にくり返し言っています。

「わかりましたね？」と聞くと「わかりました」と生徒は1回で言います。けれど1時間して「あのことは？」と問うと、忘れてしまっている。頭の中の引き出しから、該当するものを、パッと引っ張り出す。その反復訓練が大事なんです。それによって、どこの引き出しに何が入っているのかを認知させつづけるんです。

これでもか！　これでもか！　とあきらめないでくり返すうちに、いつしか頭に入っている、これが子どもの教育なんですね。

ただ、一つだけ1回で覚えさせる方法はあります。

何回も使えば効果はなくなるんですが、何回かに1回は使える。それは、前にも述べた、

「これ、覚えていたほうが得ですよ」

というフレーズです。

損得で覚えていくということ＝言葉のにんじんをぶら下げるということです。

発明でも仕事でも、壁にぶつかったとき、最後に頑張れるためのアイテムとはなにか？

こう問われたら、読者のみなさんは、もう答えられますよね。

そうです、金です。

「これだけは覚えておいてください」は、言葉のにんじん＝金になること。

こう覚えておいても、いいでしょう。

これは、宗教の世界では徹底しているものです。宗派を問わず、あれだけの経文をよく覚えられると思われる方もいらっしゃるでしょう。通常、あんなものは覚えられるものじゃないんです。でも、どうしてみな、すらすらと経文が言えるのかというと、答えは簡単。お金なんです。

銭くれる人が増えるんですよ、すらすらと経文を読める坊さんには。

戒名は、金額で変わりますよね。お経だって違ってくるわけです。戒名が違ってもお経が同じだったら、もうひともうけにはならないんです。位の高い戒名は、なんともいえない高貴なお経になる。声まで違ってくる。お金をもらう坊さんも期待がかかるから、とっておきの声で拝むわけなんです。

ただ、これもくり返しになりますが、忘れるというのも、人間の優れた能力であると私は考えます。

昨日、大喧嘩した同士も、翌日に飲めば、「肝胆相照らす」仲になることができる。

それは、嫌な思い出は、忘れるようにできているからなんです。

西郷隆盛の「相手を呑む」技術

話し方の秘訣をもう一つお伝えしましょう。

人との会話で重要なのは、まず「相手の話を聞くことから始める」ということです。

そして、自分の話はゆっくり、短く、簡単明瞭に。

これは「いつまでも記憶に残る」話し方なんです。

たとえば、明治維新の立役者・西郷隆盛は、本当にゆっくり、短くしか話さなかったようです。

ふつう西郷さんが話す「薩摩語」なんて聞けやしないです。

しかし西郷さんは、言わんとすることをパッパッと言って、あとは言わない。

「後は勝手に推察してください」

というスタンスで、これに勝海舟も参ったのだといいます。

おもしろいのは、一つの言葉が終わるまで、眉を動かさなかったところ。

江戸城の開城の際の談判で、１時間ほど会談した後、勝海舟が言っています。

「恐ろしい人間を見た。彼の眉は、最初から最後まで、ピクリとも動いていなかった。あれには私も参った」

ほめたのか、嘆いたのかわかりませんが、西郷さんがそうだったのか、薩摩の人間がみなそうだったのか、簡単明瞭で、キチッとした言葉で、しかも相手が返事をくれるまで眉は動かない。微動だにしない。

ふつう、眉を動かしながら相手の返事を待つのですが、「おいどん」から始まって、最後に了承するまで、眉が動かなかった。

これを「西郷の談判」と言うんです。

とにかく話が長いし、横道にはそれる、人が聞いてもいないのに、自分だけしゃべって得心しているという人、いますよね。

しかし、考えてみれば、言いたいことなんか、一つしかないはずなんです。

それでいくと、西郷さんのこの所作というものは、学ぶに値するものでしょう。

有名プロ野球監督の神頼み

なんでも数年前からパワースポット・ブームということで、神社仏閣に行って、熱心に手を合わせて、「あの人と結婚できますように」「出世できますように」などと願い事をしている人が増えたようですが、あれはどうでしょうか。

第2章で「太陽に願い事をしても聞き入れてくれない。願い事をするのではなく、誓いを立てるのだ」と述べました。

私は、神も仏も願い事は聞き入れてくれないと思っています。

というのは、あれは昭和50年代初頭のころでしょうか。春にテレビの取材で宮崎に行ったんです。そうするとプロ野球の読売巨人軍と南海ホークスがキャンプをやっていました。

着いた翌朝、近所にいい神社があるというので行ってみたら、南海が監督をはじめ選手一同でお参りをしていた。すると監督以下、巨人の選手たちが境内の外で待機しているではないですか。

監督とは面識があったので、「何のお参りですか？」と聞いたら、

「日本一の祈願です」

と言う。その後で南海の監督にも同じ事を聞いたら、やはり「日本一の祈願」と答えた。

二つのチームが、同じ神さまに日本一をお願いしても、神さまは困ってしまいますよね。

どっちの願いを叶えたもんかと。

だからあとで巨人の監督には言ったんです。もし日本一の祈願をするならば、よその神

社に行きなさい。南海さんと同じ神社で同じことをお願いをしても神さまは困ってしまいますよ。そんなアホみたいな話はあるかいって。

そしてなにより神さまにはお願い事をするもんじゃない。誓いを立てるもんですよと。

「神さま、どうぞご覧あれ。今年は日本一になってみせます」

と。

監督は、「たしかにそうですね」と納得したようでした。たしかその年は巨人は……忘れてしまいました。

私は神社には行きません。そのかわりに太陽に誓いを立てます。

太陽にお賽銭はいりません。しかもすべての人に平等に光のエキスを与えてくれます。

そのエキスをたらふくいただいた御礼として、太陽に申告するわけです。

「神さま、どうぞご覧あれ。あと5年のあいだに3億円つくります！　それをつくってから年寄りになります」

などと。ま、法螺ですわな。でも太陽にはおおいに法螺を吹いていい。そしてその後にはこうつけ加えるのです。

「先ほどの誓い、嘘だと思うなら見ててください」
と。こうすると太陽がずっと見守ってくれるという寸法です。

我が師・信楽早雲の末期

戦後、沖縄で〝ひめゆりの少女〟たちの遺骨を拾い、弔うことができたのは、私が僧侶になれたからです。修行した京都の鞍馬寺の住職・信楽早雲さんには大変お世話になりました。

「太陽は見るのではない。食べるものだ！」

と法螺を吹き、「鞍馬の天狗」と言われたほどの大変な猛者でしたが、臨終のときも逸話を残しました。

「もう危ない」となって、弟子たちが30人ほど全国から集まったんですが、顔を見ると全然元気だというんです。

そんなことが3回も続きました。

なかなか死なないから、もう3回目のあとなんて、「どうせ狂言でしょ」ってみんな思っていたほどです。

それでも、仏の顔も三度まで。

いよいよというときになって、

「これだけは伝えておきたいという言葉を残してください」

と、枕元に色紙と墨が置かれたんですね。

でも住職はなんにも書かないんです。

ようやっと書いたと思ったら、そこには、

「死にとうない」

ただそれだけ。

頭の中に、死にとうない、死にとうない、それしか出て来ないというんです。

しかし、これは非常にすばらしいと私は思います。

もうね、みんなが心の中では死ぬのを待っているなかで、それでも自分は「死にとうない」。

あれだけ怖かった坊さんが「死にとうない」っていう言葉を残して死んでいった。

これが人間ではないか、と私は思いました。

第5章

空海から「法螺の極意」を学ぶ

法螺の天才・空海

この章では、人類始まって以来の法螺吹きと言ってもいい、真言密教を開いた空海と禅宗の開祖であり観相学を確立させた達磨大師の話をしてみましょう。

二人の「法螺の効用」を知るだけで、人生はずっと明るく、楽しくなる。ひいては顔も華やぎ、若返って見えるというものです。

空海は、804年に仏教を学ぶために入唐した際、海賊なのではないかと疑われます。そのときに自作の詩を長官に読ませ、

「これほどの詩を詠む者は、唐にも滅多にいない」

と言わしめます。

これは、長官に「我々は怪しい人物ではない、海賊でもない、遣唐使であります」とうったえ、理解してもらうために、

「あなたの名前は天に届いている。あなたの名前は道々に鳴り響いている。すばらしい聖として、唐の国では知らん人はいない。そのあなたに申し上げます。

私たちはけっして海賊でもなんでもない。日本の天皇の許可を得て、中国に勉強に来たのです。それが図らずも波によって打ち上げられて、どこへ行くこともできない。村人までが出てきて、海賊じゃないか、という疑いをかけられている。なんとか我々をあなたのご判断でもってお導き願えれば、大変ありがたい」

という法螺を吹いたわけです。

こういった口から出まかせ、あるいは「筆から出まかせ」を、有名な『風信帖』にみられる、あのように流麗な文字でしたためたのです。

また、空海は、口、両手、両足に筆を持って5本同時に操ったといわれています。いまでいえば奇術師のようなものでもあった。

もともと大天才であり、学舎での勉学に飽き足らず、四国放浪の旅に出た空海は、糊口しのぎのために道端でその5本筆の揮毫を披露していました。

その大天才は、自分で自分を、「私は日本の空と海である」と鼓舞・喧伝し、「空海」と名乗った。

唐に行くときも天皇家に取り入るために、これまた法螺を活用した。

「私は唐のことを大変よく知っています。私が船に乗れば、皆さんを無事に唐に導き、無事に勉学を修めることができるでしょう」

そうして若き日の空海は、見事に天皇家に取り入り、20年分の給料をせしめることに成功しています。入唐においては、5年分、10年分、20年分と3段階の学資給付があるんですが、若く無名な空海が最高の20年分を申請し、まんまと懐中に収めた。

そして唐では、仏具、法衣、教本など日本での独立・起業に必要なものを大量に買い揃え、20年かかるところをわずか2年で、仏法以外にも天文学や山林学、医学にまで及ぶ広範囲な学問を修得した。

空海の非凡な才に、ついには唐の皇帝までも目をつけました。

唐に残ることを請われた空海ですが、ここでは真摯に感謝を申し上げて、あまりあるお釣りとともに帰国しました。

やがて空海はこう宣言します。

「私は唐という国にはるばる遠征してきたが、そこには私の得たい学問などなかったのである。感動に値するレベルのものは何もなかった。ではどこから学んで私の教義を唱えるのか、といえば、それは太陽から学んだとしかいえない。どこから習ったものかということを、誰にも私は言わない。真実を言えば、直接対話したのは大日如来だけなのであります——」

俺は太陽から学んだ。太陽である大日如来と話をした。しかし、何を習ったかは秘密である。ゆえに真言密教であると、誇大妄想としかいえないような大法螺を吹いて真言密教を確立し、自己を実現していくわけです。

「死者を生き返らせた」すごみ

稀代の法螺吹き・空海の法螺は、すべてが実現するという意味で「明」であり「ポジティブ」なものでした。

なかでももっとも大きな法螺伝説は、前にも述べた、次のものです。

時は嵯峨天皇の時代。都に疫病が流行り、多くの人がその犠牲になりました。ある高名な貴族の家でも御曹司が亡くなります。

父親は、医師という医師を全部呼んだが、どうにもならない。けれどもあきらめきれないから、せめて坊主ならこっちの世に引き戻せるだろうと、僧侶のトップだった最澄をはじめ百人ほどを呼び寄せて、亡くなった息子を甦らせる経を読ませた。

しかしながら、最澄ら百人もの経をもってしても、しょせん、死人は生き返らない。

死して4日経った後、空海はそこを訪れ、次第を聞きました。そして、これチャンスとばかりに、一世一代の法螺を吹いたんです。

「私が拝めば、ご子息を生き返らせることができるでしょう。どうか他の者は、退いていただきたい――」

ここで空海がなんの経を読んだのかはわかりません。もとより、人を生き返らせる経などあるわけがない。

しかし空海は、三日三晩、飯も食わずに叫び続けたんですね。するとなんと、死者が息を吹き返したというのです。

死後7日の人間が、どうして生き返ることがあったのか――。

それは私が学んだ仏教論からいうと、死後7日間ではまだ、魂が抜けていなかったということなのではないかと思います。

大声で叫んであげれば、霊（魂）が目覚める。そして体が、霊と一致する。

ここで何を言いたいのかというと、空海が吹いたこの大法螺は、命がけのものであったということです。自分自身の浮上を込めて、宮廷で法螺を吹いた。

人生をかけた三日三晩の読経は、彼にとっても大勝負だったはず。

そうまでして結果を出した法螺は、宮廷内に光を照らしたに違いありません。

つまり、空海が命を張って吹いた法螺は、やはり「明」であり「ポジティブ」をもたらしたということなんです。

そう、「明」をもたらすのが法螺なんですから。

この功績によって、空海は天皇より、自身が根を張る土地を与えられることになりました。

空海が希望した土地が、高野山です。

そして、天皇を前にのたもうた。

「あの山には膨大な宝が埋まっています。水銀のたいへんな鉱脈があって……」

これは透視能力でも予言力でもなんでもなく、空海はその事実を知っていた節がある。

若いときに父親と、高野山のあたりは修行でまわっていたんですね。

空海の父親という人は山師の一面もあり、金、銀、水銀……そこに目をつけていて、それをこのとき、空海が手中に収めたという親子のストーリーでもあるんです。

当時の水銀は、金よりも高価でした。いくら金があっても、溶かしてメッキにするには水銀が不可欠だったんですね。刀の鍔にしても、奈良の大仏にしても、水銀がないと金はくっつかなかった。接着剤の役割をしていたのです。

そこで、水銀に目をつけたのが、唐でちゃっかり鉱山学を修めてきた空海だったということです。

四国八十八箇所におよぶ霊場の寺の下は、なんでも水銀が眠っている宝庫だったとか。そこで水銀を採掘するために、四国八十八箇所を建てたんです。そして、その上がりが空海を潤わせた。いわば、水銀財閥で、逆に彼は仏門で利益を得ようとはしていなかった。彼のポリシーはそこにあって、そのために数々の法螺を吹き、実現してきたのが彼の歴史なんです。

その法螺の陰に苦しんだ人はなく、周囲を「明」のオーラでおおったのも、空海でした。

「雨乞い」と「空海の杖」

唐でもう一つ会得してきたことに、天文学がありました。

干魃になっている土地を訪れては、また一丁、法螺を吹くわけです。気圧の配置が頭に入っている空海は、そこにまだ雨が降りそうもないと判断すると、

「ちょっと用事があるから、また何日かしたら訪れようかと……」

などと言いながら、こう注文します。

「山に入って、一番背の高い松の木を3本切ってきなさい。それを田んぼの中に、上で結んで三角に仕掛けなさい。これは天に祈るためだ」

20メートルほどの高さに組んだ松の木に藁を敷いて、下から火を点けるとボーボーと燃える。すると気圧に変化が起きるというしくみです。

そして、予定どおり雲が集まってくる。

その段になって数日、経を読み続けていると、夕立雲が出てきて、ワーッと雨が降る。

農民たちは当然、大喜びするわけです。

これを空海の〝雨降りの経〟といいます。

噂を聞きつけて、方々から注文が来始めますね。

空海はプロモーションのために、1～2ヵ所でやりはしますが、それがたとえば十里離れた土地では、「ものの数時間で雨を降らせた」と伝承される。五十里も離れると、「手を合わせたとたんに雨が降った」などと、もっと大袈裟な評判が立つ。口コミが、法螺の拡大再生産をしてくれるんです。

つまりね、戦場における法螺の音色は、山三つ先まで届くといわれる。山伏は、はぐれたときに位置を知らせあうために、法螺を持っています。音は直線でしか届きませんが、法螺の音色は広角で届く。法螺は、そうして拡大していく効果があるんです。

それから、空海は全国いたるところ、訪ね歩いています。

そしていたるところに「空海の杖」が残っている。

桜の木を削って杖がわりに持って行って、帰るときに、それを逆さに地面にバッと刺して、わざと忘れてきてしまう。

するといつしか、そこから根が生えて、芽が出て、大きな桜になる。自分の種をまくように、足を止めた証拠として空海は残して帰るんです。

いまでもそれが、「お大師さまがついた杖」として祀られています。

抱かずに抱く、空海の理屈

空海は法螺を吹くことが、楽しくて楽しくてしょうがなかったのではないでしょうか。

大衆も空海の吹く法螺に気持ちよくのっかって、伝説の創造に一役買った。

一方、最澄が言うことは、まともでした。

だからダイナミズムに欠け、「明」の要素を撒き散らすに至らない。

空海の功績は、すなわち、宗教とは法螺であると、そして法螺こそが、人を解放するのだ、成功させるのだと、そのストーリーを貫き通したことにあると私は考えます。

その法螺の徹底ぶりは、色欲においても示されました。

空海が言うには、世界中から美女が集まり、将軍や長者が大量の金を落としていった唐の長安の花街でも、

「一人とて、惚れた女はいなかった」

のだと。

彼が禁欲的な仏教者であったか否かということは、ここではまったく関係ありません。

「私は女の顔を見ただけで、性的に満足なのである」

と空海は言ってのけたのです。相手の顔を見ただけで、相手の体は想像できると。

「セックスも想像でできるものである。私はそれで終わり、相手も満足する」

これは空海の法螺なのか、それともなにかのテクニックがあったのか。

「今宵、何時頃に私はあなたのところに忍ぶであろう。何時頃、どこの戸を開けておきなさい」

と空海は夜這いを予告したことがあるそうです。

しかし実際は、夜這いしていないんです。

ところが、おかしな話ですが、女性のほうには空海がやって来て、ともに寝たというぬくもりや、痕跡、思いが残っている。さらには、子どもができたという者までいたという。

相手には空海が忍んで来た、接触したと思わせているんです。

けれども空海は、「生涯、女の体に触ったことはない」と断言しています。

これを脳科学的に考えれば、相手の脳の中を占拠した状態であるといえます。相手が「満足した」「楽しかった」と思うようなことを、空海は言ってのけた。これは、空海が相手の女性を「明」や「ポジティブ」な心境に導いたということになるでしょう。

これすなわち、空海の法螺の理屈なんです。


まあ、ここからは私の法螺話になってしまうんですが、すこしおつきあいを。

私も空海と同じようなことを試してみようと思ったことがあります。

ある超有名監督の映画製作に際し、キャストやエキストラ集めなどで、私が奔走したことがありました。後に歴史に残る大作となったものだから、まあ、一生懸命に手伝ったし、監督もよく私を上手に使った。

撮影が無事に終了したとき、上機嫌の監督がこう言うんです。

「藤木君、誰か一人くらい（女優を）世話しようじゃないか」

私が即、

「〇〇さんをお願いします」

と、当時、国民的人気を誇っていた清純派女優の名を告げると、監督も、

「任せておけ。俺が責任を持って会わせてやる――」

すっかりその気になった私でしたが、待てど暮らせど連絡はありません。もう待ちきれなくなったので、恥を忍んで監督に、「あの件はどうなりましたか?」と問うと、

「いやあ、彼女は結婚したから無理だよ。律儀な女でね、会うだけでもダメなんだと」

という残念な回答です。

でも、このとき考えたんですね。

せっかく空海を学んできたんだから、私も「空海式」を実践してみようじゃないかと。

それから1週間というもの、本当に夜寝るとき、彼女のことを想像して過ごしました。

この結末は、品がなくなりますからこのへんで止めておきましょう。

それで相手の清純派女優は「抱かれた気分になったのか」って?

それはわかりません。だって、会っていないんですから――。

200歳生きた達磨大師

達磨大師は観相学導主としての私の基礎をつくっている、偉大な師であります。

いまからおよそ1600年ほど前に、天竺（インド）の国王の第三王子として生まれましたが、後に出家して今の中国に渡り、仏教を広めます。やがてそれが禅宗となり、日本にも伝えられました。

日本ではじめて仏教を広めたのは聖徳太子ですが、聖徳太子が学んだのは達磨大師らによって広められた三論宗という宗派と言われています。

三論宗には達磨大師のほかに嘉祥大師、牛頭法融らが関わり、それを大成させた嘉祥大師とは、私が導主となっている嘉祥流観相学の「嘉祥」であります。

ちなみに私は、三論宗の復興の功績により、平成3年に大僧正になりました。

さて、達磨大師が今の中国を訪れ武帝と出会ったのは、西暦520年、100歳以上のことだったとされています。それから揚子江を小舟で渡り、魏の国、洛陽、嵩山、そして少林寺に入りました。当時は戦乱の世、仏教の教えに耳を傾ける人は少なかったようです。

そこで９年間壁に向かって座禅をする有名な「面壁九年《めんぺき》」をしたのですが、そのときに布教という目的を果たせないで悩む自分を、とことん見つめ続け、足が腐るまで考えに考え抜いた。そして「運は顔にあり、顔は頭にあり」という観相学の本質を会得したのです。

また、武具としての数珠を考案します。これは、寺院同士の対立や外敵から身を守るために、僧侶も武器になるものの携帯が必要だと。

数珠は咄嗟の場面で引きちぎって投げることができるんです。

これが仏教者の拳法である、少林寺拳法の誕生となりました。

それまで少林寺のような徒手空拳は、中国にはありませんでした。これはインドから持ちこまれたことが濃厚で、もちろんインドから渡ってきた達磨が導入したものでしょう。

その後、観相学から禅行へ、禅から禅宗をつくりあげるまでにさらに１００年、史実としてはかかっています。そうすると、どう考えても２００年は生きていることになるんです。

真偽のほどは確かめようがありませんが、これを私は、達磨大師の「時空を超えた法螺」

であると考えたいんです。達磨大師も法螺吹きであったと。

本人は、年齢を聞かれるたびに、

「100歳」

と法螺を吹いていたそうです。

実際は、200年間にわたり、達磨大師の活躍した痕跡が残されているというのは、「達磨」を名乗る者が何代もつづいたか、あるいは同時に何人も登場していたのか、そういったこともあったかもしれません。

90歳にして魂をふるわせる

顔相のもとは脳相=脳の状態にありということを最初に発見し、観相学の基礎を築いた達磨大師ですが、乱世に巻き込まれ、自分の運命に不安を感じていた人々は、達磨大師の観相術に救いを求めます。それがやがて禅宗へと結びついていったのです。

達磨大師は人生の理として、こう伝えます。


人生は「運」が支配する。

運は「顔」が支配する。
顔は「脳」が支配する。

これを脳と顔と運の因果と言います。この論法だけは生涯避けることはできません。人間として背負った運なのです。

そして生涯の中で、

青年期（20代）は、「試行錯誤」から「夢想と希望」
壮年期（30～40代）は、「奮闘努力」から「七転八起」
中年期（50～60代）は、「有為転変」から「喜怒哀楽」
老年期（70代～）は、「切歯扼腕」から「嗚呼無情」

という経過を踏む。これも人間の性だと。

青年期は、常に試行錯誤しながら、大きな夢を描く。

壮年期は、何度もいろいろなことをくり返す。ときには転ぶこともあるが、それは自分が悪いからこけたのではない。人間が背負っている性なのです。

中年期は、常に移り変わりしながら、喜怒哀楽をくり返す。

老年期は、くやしさなどから歯を食いしばり、手を握りしめる。そして「嗚呼無情」となる。

この本を読まれているのは、壮年期、中年期の方が多いのではないでしょうか。いいこと、悪いこと、様々なことが日々起きていると思いますが、喜怒哀楽に触れることは人生修業でもあります。よく働き、遊び、よく笑い、泣き、怒ってください。それが達磨大師の人生哲学でもあるんです。

私は僧侶になるために修行した鞍馬寺で達磨大師の観相学に出会い、その後、脳科学の要素を取り入れて「嘉祥流観相学」を完成させました。昭和28年のことです。

いい顔の人は運を招く。しけた顔をしていると運を逃す。本当にそうです。

一方で、吉田茂さん、松下幸之助さん、本田宗一郎さんら大物たちとの出会いで、法螺は夢を与えるもの、人に感動を呼び起こすものということも学びました。

観相学と法螺。この二つを合わせたものが、今回の「若返り」法というわけです。

達磨大師の観相学は乱世の時代に生まれました。

現代も北朝鮮や中国、韓国との関係、一時に比べ上向いたといわれるものの、安定していない経済状況、そして原発の問題……乱世といっていいかと思います。この悩める時代に運を招き寄せるために嘉祥流観相学の教えをこれからも広めていかなくてはいけないと、90歳になった今でも魂をふるわせているところであります。

死にかけた先に見えたもの

実は昨年の春（２０１２年４月）肺炎にかかってね、死にかけたんです。入院先で医者から、明日か明後日かと言われたほど、衰弱しました。

これはもうおしまいだと思って、すっかり覚悟を決めたんです。そしてあの世に行ったら、あいつに会おう、あの女とあの女にあやまって回ろうと、向こうでの仕事をつくったわけです。そうと決めたらすっきりして、ぐっすり寝ました。

ところが夢で貯金通帳が出てきてね、今いくらあるのかと見たら、残高がゼロなんですよ。これは葬式も出来んわい。これはえらいこっちゃ、死んじゃあかんと。

それで金をもっと儲けてから死のう、生き返ろうと思って、うわーっと頑張りの声を上げたんです。

ふっと目が覚めて、人にその話をしたら「冗談でしょう」と取り合ってくれませんでしたが、たしかによくよく確かめたら、残している銭があまりにも少ない。金がないとあの世に行けないんだということがよくわかりましたね。それで一生懸命働いて、金を儲けようと思ったら病気も治ってしまいました。

今まで金儲けのために働いたことはないし、弟子も1000人近くいるけど一銭も取っていません。でも、90になって初めて金のために働いてもいいんじゃないかと思えるようになりました。まあ、金もそうだけど、まだまだやりたいことがたくさんあるということです。若返りの方法を広めるのもそうだし、新しい発明にも取り組んでみたいですし。

その一環として、前に述べましたが、女性のための発明学校をはじめようと計画中です。

また、新しい試みとして京都に〝婚活導場〟を開設することを本気で考えました。

結婚するには未熟な20～30代――こう書いていて、30代で何が〝未熟〟だなどと、自問しているのですが――をカルチャーセンターに集めて、男女それぞれに指南する。

男性は、旦那になること、亭主になることとは――というものの価値観。

女性は、現在において妻になるということとは――というものの価値観。

これを導場生に男女共学で教えこんで、「結婚するに十分な価値観を持っている」ということを、学校が卒業時に証明する。燦然と輝くメダルを授与して、そのメダルを持つ者同士が結婚したとき、新しい若い者の世代ができるだろう……と。

時代をつねに走り続けてきた私が、身をもって経験してきたノウハウから、若い世代を鼓舞する活動になると考えています。

私がそれを始めれば、きっと誰かが次の役割を引き受けてくれるでしょうと願って。

行動こそが結果を得る

いずれにせよ頭で考えたことは、行動を伴ってはじめて、日の目を見る。

これはぜひ覚えておいてください。

行動を伴わないものは、どんなに優れたアイディアであったとしても、世に出ることはあり得ないんです。

そして、その行動を起こす役割は、若者が担うべきである。

行動を起こす者とは、すなわち革命者のことを指す。

明治維新の精神的指導者といわれる長州藩士の吉田松陰は、江戸末期の安政年間に尊皇攘夷を唱え、過激な政治思想を咎められて投獄されました。

しかし松陰が死罪となれば、同朋や弟子たちが決起すると目されていたため、幕府は彼をどのように扱えばいいのか苦慮していた。

ところが、松陰は倒幕の達成を最優先に考え、幕府側の高官の暗殺計画まで自白して、齢29にして進んで死を選びました。

やはりその行動こそが、革命を成就させる原動力となったのです。


さて、私が大変懇意にしている東京・日本橋、大安楽寺の真ん中に、その吉田松陰が斬首刑にされた場所があります。

大安楽寺とは、東京における真言密教の本山ですが、祀っているのは松陰ただひとり。

その大安楽寺は、私が教育し、得度を認められた者が高野山を経てから認定の儀式が行われる寺です。

大変厳粛な儀式でして、今年も5月に執り行われましたが、そもそも、私が得度を認める過程で、私は彼らに修行を施しません。

なぜなら、私は弟子の多くを一般社会人からの得度希望者として迎えています。彼らは小僧のうちから寺に入って修行するものと違い、みな社会の荒波にもまれた経験を持ち、それ自体がよほどの修行であると私が考えているからです。

この不況下、社会で憂き目を見、家族を養うために耐え忍んできた。それだけで大変な修行である彼らが、かつ得度したいということこそ、若者が行動するということなんです。涙が出るほどありがたく、心から彼らを応援したくなる。

私は得度を認めるという行為自体に、文字通り、彼らへの伝授の意味を込めているんです。

吉田松陰が広めた陽明学は、もちろん中国の王陽明の開いた学問です。陽明は、国家の年寄として若い者を切磋琢磨させた。それが日本に伝播して、松陰のように「死すること」すなわち「行動すること」として明治維新の精神の根幹を担わせた。

これらのことから言えるのは、若者が行動するには、「老人」の参謀——つまり『三国志』中の諸葛孔明のような存在——が必要であること。

そしてその「老人」たる者自体が、まさしく孔明がごとく、松陰がごとく、若者と交わり、存分にリーダー・シップを発揮して先端を生きなければならないということ。

先端を行く人間たりうるには、若くあらねばいけないということは、自明のことでしょう。

盆栽も蕎麦打ちも立派な趣味ですが、年長者こそ街に出て若者の輪に入り、若者を導くような存在になってほしいと思うのです。

そして若者からエネルギーをもらい、老いを吹き飛ばしてほしいのです。

人生は夢の追求である

人間は、魂が燃えて、心が動くのだということを、この本ではくり返し、くり返し述べてきました。

つねに燃えている夢を、決して消してはならないのです。

人生とは、「欲」ではなく「夢」の追求なのだということを、思い出してほしいんです。

やはり、人生という列車に終着駅はないんですね。

戦場で私が経験した一挙手一投足、そこに私は、「生きるも夢、死するもまた夢」なのだという真理をみた気がしました。

私の友人で、セイコー電子工業の優秀な技術者であった井出治さんは、一方でなんと「ＵＦＯテクノロジー」研究の第一人者です。

過去の話ですが、私と共同で作成したＵＦＯの設計図がありますが、５０００万円ほどかけて実際にエンジンを製作しました。

それをトヨタの協力で自動車につけて走らせたところ、その技術にアメリカの関係者が注目、さらには国連大学などが評価して、その後、３年ほどかけてモーターをつくり上げたんです。

これが超効率インバータ「デゴイチ」で、通常のエネルギーでおよそ4倍の成果を挙げるというものでした。出力したエネルギーの一部を還元利用することにより、永久的に使用することも可能な技術だった。

この腕を買われた井出さんは、セイコーで遺憾なく才能を発揮しました。ネジ巻きも電池もなく10年間動き続ける腕時計を開発し、最近では30年間、「ノー・エネルギー」で動きつづける商品を発表しました。

その行く末に見据えているのは、間違いなくＵＦＯエンジンです。

東日本大震災後、日本は原子力発電に代わる新しいエネルギー源の確保、あるいは創成が急務であります。そこに、井出さんの発明品が功を奏すのではないかと、世界的に注目されています。そのＵＦＯを活用したエンジン理論の実現に、私は期待しているところです。

もう一人、私の下に優秀な発明家がいます。

イギリスで博士号を取った人間だったのですが、ある未完成品を販売して収入を得てしまった。それで詐欺罪が適用されて収監されているんですが、先日私が面会に行っても、塀の中でずっと研究しているんですね。

彼は「しめた！」と言っている。聞けば、

「ここここそ、私の定位置です。考える時間がたくさんありますから！」

そして農業に関するものを中心に発明して、私に渡すのですが、私がもらったところでなにもできない。彼の発明なんですから、

「出てきてから自分で発表してください」

と私は言っています。

彼の頭は特殊です。やはり、いろいろな分野にそれぞれのスペシャリストはいるもので

す。

彼らを見ているとやはり、人生にロマンこそあれ、終着駅などないのだということを、しみじみと思います。

ところで、この本の冒頭で、いまの世の最大のニーズが、「長生き」から、「若返り」へと変化しているのだと述べました。

どうしたら若々しい体力を取り戻せるか、それは世界共通のニーズになっています。

もちろん、今後、グローバルな視野で活躍するのは、若人でなければいけない。では、若人以外はいかように人生を過ごせばいいのか——。

そのニーズに応えようと着手したのが、この本なのです。

私は、日本でもっとも多くの発明をしたことを自負しています。これまでに百をゆうに超える発明を、世に出してきました。しかし、「若さづくり」というのは、齢90にして初めてのトライでした。

しかしこれまでの90年に亘る人生の蓄積を、私よりも若い世代にお伝えするということは、最大の喜びでもあります。

この本は、私、藤木相元にとって〝鬼に金棒〟のような存在です。

願わくは、より多くの読者の皆様にとっても、本書が私同様に〝鬼に金棒〟の一冊になりますように。

心より、そうお祈り申し上げます。

「10歳若返る！」ための21の「脳内習慣」

「これを毎日続ければあなたも10歳若返れますぞ」。本文中で紹介した多くの「若返り方法」から、だれでもすぐに簡単にできるものを選びました。いずれも「これは効く！」と脳に思いこませてからやるのが重要です。あなたもさっそくためしてみましょう！

その1	「私は10歳若い！」と脳に思いこませる
その2	20歳若いファッション、とくにピンク色の服を着る
その3	年齢を聞かれたら臆面もなく10歳サバをよむ
その4	「太陽が白い」うちに早起きする
その5	朝の太陽をおいしく食べる
その6	太陽に誓いを立てる
その7	洗顔時に両頬を10発叩き、気を入れる
その8	達磨禅で脳をリフレッシュする
その9	鏡を見て、自分に笑いかけ、ほめる
その10	モーツァルトの「セレナード第13番第１楽章」を聴く
その11	勝負事で脳を錬磨する
その12	なにか発明に挑戦する
その13	異性とカラオケデートする
その14	社交ダンスで異性の体を抱く
その15	絵画鑑賞で想像力をふくらませる
その16	デパートを散歩し、女子と戯れる
その17	あえて満員電車に乗り、若者の声に耳を傾ける
その18	すべてが薬膳と思っておいしく食べる
その19	中指に心を込めて、奉仕の気持ちで女性を愛す
その20	抱き枕でお色気を取り戻す
その21	たえず法螺を吹く。吹いて吹いて吹きまくる！

おわりに

若返るには、脳が意識を持たないといけません。脳がそう思わなければ、けっして若くはなれないんです。

そのためには「私は10歳若い！」と、くり返しくり返し法螺を吹く。「俺は若いんだ」と毎日自分に言うて聞かし、魂に呼びかける。そうすると心が動き出して、「若返り」のスイッチがオンになる――。

私がお世話になった松下幸之助さん、盛田昭夫さん、井深大さん、小林一三さん……みんな「ほんまかいな」と思うほど、実年齢よりも若かった。見事なまでの法螺吹きで、その法螺を自分にも言い聞かせていたから、いつも精力的で、ついには大きな仕事をやってのけた。法螺はかくも自分を大きくし、周りも成長させるエネルギーにあふれているんです。吹かない手はありません。

読者の皆様方も、「俺は10歳若くなる」と誓いを立てたら、かの大物たちのように自分を信じて突き進んでください。そして、この本をあと少なくとも3回は読んでください。そしてここで紹介したさまざまな方法を3ヵ月は試してください。そうすれば、この相元の吹いた法螺とあなたが吹いた法螺を脳がしっかりキャッチして、必ずや10歳若返るはずです！　男一匹・藤木相元は、大法螺は吹いても嘘は申しません。そしてなにより、

「人生は運が支配し、運は顔が支配し、そして顔は脳が支配する」

達磨大師の言った人生の哲理に、嘘はないのです。

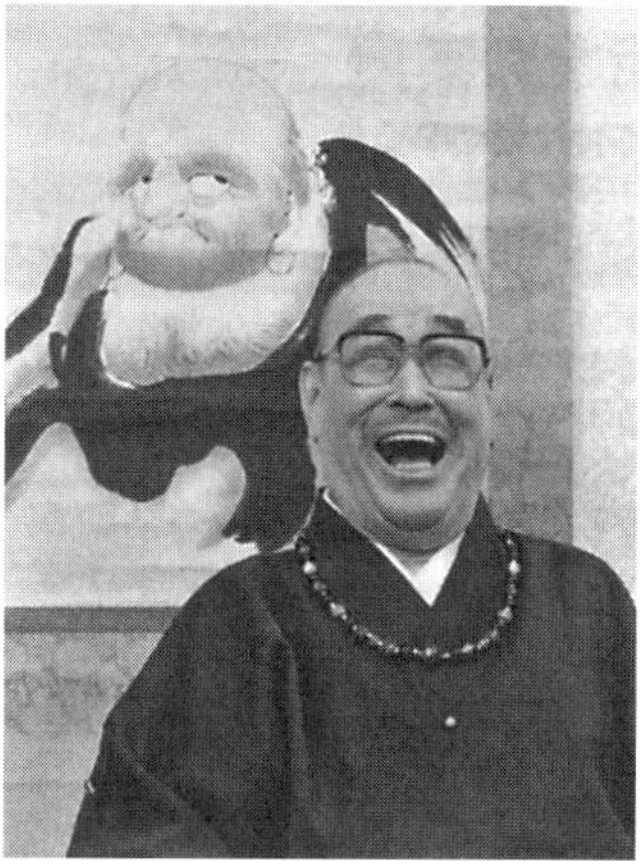

藤木　相元

藤木流脳相学の案内

一般社団法人「嘉祥流観相学会」

「人生は運が支配し、その運は顔が支配し、そして顔は脳が支配する」

この「嘉祥流観相学」の「脳と顔と運の因果論」は、遥か1600年前に生まれた学僧「達磨大師」によって禅宗の発想と同時に伝承された「達磨の観相術の原典」を、私が脳科学を基論として、生理学、心理学、解剖学、考古学、社会学等の学説を参考に、昭和28年に「サイエンス」にて発表し、定義づけるに至ったものであります。

以来、これを「嘉祥流観相学（脳相学）」と称して「自分で見る自分論」として、また「人を見る人物論」として、広く活用しています。皆さんもどうぞ気軽に知って、輝かしい未来のために活用してみましょう。（藤木相元）

【お問い合わせ＆お申し込み】
一般社団法人「嘉祥流観相学会」本部
〒160-0008　東京都新宿区四谷三栄町11番地19
TEL：03-6276-8185
岡井浄幸
■一般社団法人「嘉祥流観相学会」
公式ホームページ
http://kashoru.or.jp/

10歳若返る「脳内習慣」

著　者　藤木相元
　　　　岡井浄幸
発行者　真船美保子
発行所　KKロングセラーズ
　　　　東京都新宿区高田馬場4-4-18　〒169-0075
　　　　電話（03）5937-6803（代）　振替 00120-7-145737
　　　　http//www.kklong.co.jp

印刷・製本　大日本印刷（株）
落丁・乱丁はお取り替えいたします。※定価と発行日はカバーに表示してあります。
[illegible]-4-8454-2527-3 Printed In Japan 2024

[illegible]は2013年8月に出版された『若々しい人がいつも心がけている[illegible]の「脳内習慣」』（講談社刊）を改題改訂して新たに出版したものです。